一步巴黎

[法]辛西娅·卡夫卡 ◎ 著
张琳 ◎ 译

3个月
拥有理想身材

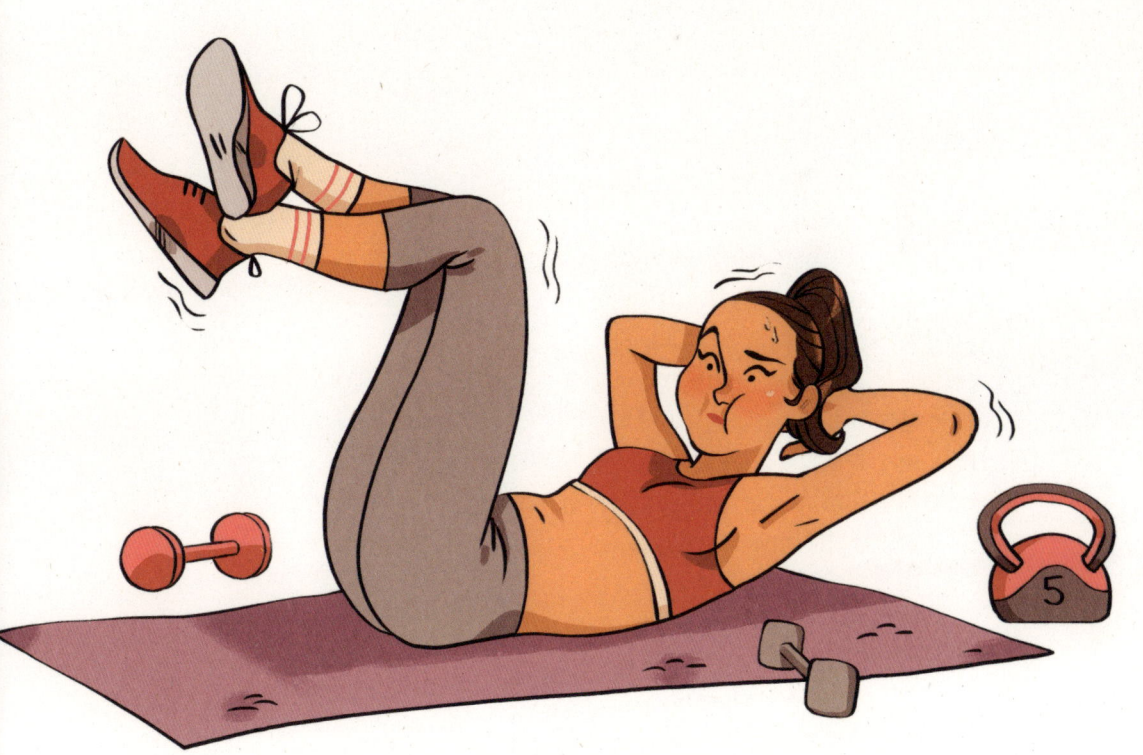

图书在版编目（CIP）数据

3个月拥有理想身材 /（法）辛西娅·卡夫卡著；张琳译.— 青岛：青岛出版社，2020.7
（一步巴黎）
ISBN 978-7-5552-9196-1

Ⅰ.①3… Ⅱ.①辛… ②张… Ⅲ.①女性—健身运动—通俗读物②女性—减肥—通俗读物 Ⅳ.①G883-49 ②R161-49

中国版本图书馆CIP数据核字(2020)第083502号

3 mois pour avoir mon corps de rêve© Hachette–Livre (Hachette Pratique), 2019.
Author of the text : Cynthia Kafka

山东省版权局版权登记号 图字：15-2020-76

书　　名	3 个 月 拥 有 理 想 身 材（一 步 巴 黎） 3 GE YUE YONGYOU LIXIANG SHENCAI（YIBU BALI）
著　　者	［法］辛西娅·卡夫卡
译　　者	张　琳
出版发行	青岛出版社
社　　址	青岛市海尔路182号（266061）
本社网址	http://www.qdpub.com
邮购电话	13335059110　0532-85814750（传真）　0532-68068026
策　　划	刘海波　周鸿媛
责任编辑	刘百玉
封面设计	1204设计工作室（北京）文俊
排　　版	青岛乐道视觉创意设计有限公司
印　　刷	青岛双星华信印刷有限公司
出版日期	2020年7月第1版　2020年7月第1次印刷
开　　本	16开（710毫米×1000毫米）
印　　张	11
字　　数	150千
印　　数	1-8000
书　　号	ISBN 978-7-5552-9196-1
定　　价	59.80元

编校印装质量、盗版监督服务电话　4006532017　0532-68068638
本书建议陈列类别：时尚生活类

写在前面的话

有一天，在我和孩子们出门散步的时候，他们快乐地跑着、跳着，把我远远地甩在了后面，我怎么也追不上。从那一刻起，我突然意识到，如果我想追上他们，不仅要拼尽全力，还会气喘吁吁、狼狈不堪……

回家后，我看着镜子里的自己，得出了一个结论——我胖了。

拉布拉多犬无论个头多大，都会不停地往主人怀里钻，因为它们根本意识不到自己已经长大了。我就是这样一"条"永远意识不到自己的改变的"拉布拉多犬"，即使体形出现了很明显的变化，我也没有意识到事情的严重性。

其实，我早就发现我的裤子尺寸大了三码，可我还是高兴地穿上了大码裤子，并一直认为是那些大牌子的衣服的裁剪有问题，认为那么瘦的衣服只有模特才能穿进去。

这简直是在自欺欺人。

我还发现，我已经有很长一段时间不愿意在商场试穿设计复杂的衣服了，因为在狭小的试衣间里穿连体裤这样的衣服实在是太痛苦了。另外，我也很久没去游泳池游泳了，并且上楼的时候总是感觉很累，仿佛随时都会中风倒下……

我还发现我现在只爱穿裙子，因为裤子会勒紧我的肚子和臀部，让我难受。

可我始终不愿意承认自己胖了，虽然也会对自己说"从下周一开始减肥"这样的话，但说这话的时候一般是周日，这使我又有了"补充能量"的借口。

有时候，我甚至能感觉到自己的脂肪在"长大"，可是到了周一，我的生活没有任何改变。哪怕我努力在正餐时少吃了一些，可是用不了多久，饥饿又会折磨我，最终使我倒在巧克力的"怀抱"中。

"好吧，下周一，我承诺，我发誓，我肯定要开始减肥！"我又会这样说。

终于有一天，我意识到自己真的要减肥了，这已经是一件刻不容缓的事情了。

这一次，我真的行动起来了。我认真地观察了自己的身体，反思了自己的生活方式，分析了体重增加的原因，并把这些原因列了出来。然后，我写下自己的目标体重，并从生理和心理两方面制订了合理的减肥计划。

生理方面，我开始平衡饮食，积极运动；心理方面，我通过与他人交流获得他们的支持，并不断地给自己鼓励。

我不断地测量、记录体重，刚开始的时候，几乎没怎么费劲儿就减掉了不少体重。慢慢地，我的坏习惯消失了，我的身体也开始对我"表示感谢"。

三个月后，我的体重减少了12千克，我变得热情、自信、开朗了。我的身体变苗条了，脑袋也变得比以前灵光了，我把自己从多余的脂肪中"解救"了出来。

我终于找到了"新的"身体，一具真正属于我自己的身体，一具我为自己"创造"的身体。回看走过的路，再看看前方的路，我决定再次踏上征途，争取变得更好。此时的我已经与以前大不相同，我可以昂首挺胸地去实现我的新计划——保持"新身体"，并不断地塑造它、改进它。

这三个月的减肥时光对我来说真的是意义重大，我充分地激发了自己的斗志，学会了爱惜自己的身体，并让自己这具身体成为自己的骄傲。

我想告诉你，亲爱的朋友，如果你准备跟随我的脚步去减肥，那么这三个月对你来说真的非常重要，千万不能掉以轻心。在此期间，你要关注自己的身体、饮食、运动，还要获得一些支持、动力、指导。不过请你放心，你所需要的一切，都能在这本书里找到！

你准备好挑战自己了吗？

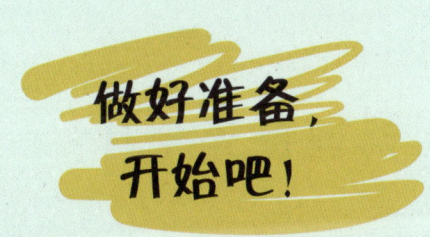
做好准备，开始吧！

世上没有一吃就瘦的神奇食物，想得到梦寐以求的身材也没有什么捷径可走，能创造奇迹的人就是你自己，那个饱含思想、意志、勇气和决心的自己。是你，也只有你能翻越面前的这座被称为"肥胖"的大山；是你，也只有你才真正了解自己，才能改变自己。

满意、激进、灰心、嫉妒……我必须告诉你，在这三个月的减肥道路上，你会面对很多不同的情绪，这都是正常的，你要正视这些情绪。我还要告诉你，三个月结束后，你并不会拥有女明星的魔鬼身材，你只能让自己的身体朝着自己希望的方向去改变。三个月后，希望你能充分了解自己的身体和思想，做好接受这份美丽的准备。

没有谁的体重是一成不变的，即使什么都没有改变，我们的体重也会不断变化。因此，不要为了一点点的不满意而丧失坚持下去的动力，你要学会看到自己的变化和努力。

你要通过不断的、科学的努力来获得梦想中的身材，并长久地保持下去，而不是一直纠结自己的某一处或是某一时刻的微小的变化。

当你想放弃的时候，想想自己的目标；当你感到厌烦，质疑"这有什么用"的时候，也想想自己的目标。只要你坚持住，突然有一天，你就会发现，那些以前看来没有用的事情竟然改变了自己。

要知道，只有不完美才能衬托出完美，你要用自己的灵魂与精神来塑造自己，并且坚持下去，将一时的想法变成一直的习惯。你一定要找到正确的方法，持之以恒、监督自己，最终将自己的身体塑造成想象中的样子。

现在，问问自己："我是否愿意通过改变生活习惯来获得梦想中的身材呢？"

我相信你的答案是肯定的。我也相信你还会问："这一切能实现吗？"

我想，很多人在想到第二个问题时会打退堂鼓，可我希望你给我的答案也是一个大大的YES（是），因为当你喊出这个"YES"的时候，勇气、毅力和动力就都汇聚在你的身体里了，再加上这本指导手册，你就可以开始行动了！

为何是三个月?

你可能会觉得三个月不够,因为很多人说减得太快容易反弹。这话可能让你感到压力很大,让你焦虑。可是我写这本书的目的就是让你在三个月内减重40千克,而且不反弹,你要相信我,也要相信自己。

为何是三个月?

三个月是一个季度,是度过一个完整的季节的时间。你可以当作自己的身体在这三个月里也度过了一个完整的季节。如果你把这段时间看作秋天,那么可以利用这段时间摆脱身体中所有的"枯叶";如果你把这段时间看作春天,那么被压抑得太久的身体会焕发新生……

总之,三个月的时间足够你戒掉坏习惯。三个月之后,当吃完一顿热量超标的晚饭时,你不仅会意识到这样做是多么不好,还会用实际行动去消耗掉这些热量!三个月是让自己建立更健康的生活习惯的基本时长。

同时,三个月足够让你见证自己身体的改变,欣赏自己在镜子中的转变过程。三个月不算太长,可是足够你去实现一个短期目标。

三个月之后,希望你能得到那样最重要的东西——自信。

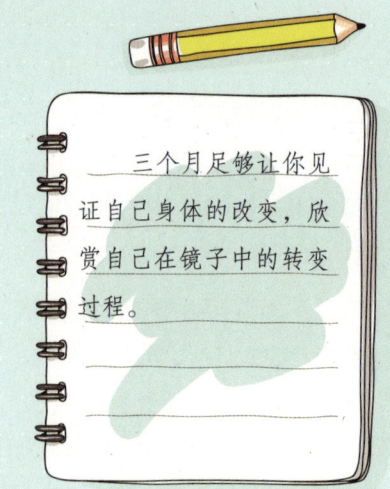

三个月足够让你见证自己身体的改变,欣赏自己在镜子中的转变过程。

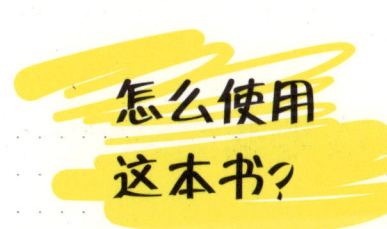

怎么使用这本书？

本书的内容是按照时间顺序编排的，按周和月进行划分。你也可以单独阅读某一部分，不一定要从前往后按顺序阅读。

每一部分开始时我都写了一句座右铭，你可以快速浏览一下，希望它们对你有用，能帮你将减肥计划坚持下去。

每周计划主要包括：

本周挑战——能够让你养成好习惯的小挑战；

本周待办事项——本周必做的事；

本周食谱——能够让你吃得开心的健康食谱；

一些建议或对于一些问题的解释；

一个真实的故事；

总结表——供你在每个月结束时回顾一下自己的经历。

我写这本书的目的是帮助你减肥，给你支持，让你微笑。每个人的生活都不相同，也有许多不可预知的事情，因此，我给你的建议不是命令，不是必须遵守的程序，我希望你能根据自己的实际情况做出更合理的规划。

另外，我给出的建议都来自那些正在努力改变身材的女士，这些女士的生活和努力过程中充满了欢笑和新奇的想法，这些想法一定会给你启发。

你可以把这本书当成一个记录本，将你的经历和想法写下来，以便不断回顾那些对你有用的想法，放弃那些让你皱眉的任务，远离那些让你发胖的食物，添加那些适合你的小目标……你可以用星星标记每一个圆满完成的任务，还可以写下你觉得非常重要的事情。

这本书与你的身体一样，是你自己的，请慎重对待。

希望你按照自己的节奏安排好这三个月，希望你意识到自己的健康和快乐才是最重要的事情。

如果三个月对你来说有一些紧张，你可以多花些时间来完成这本书里的内容，不要着急。

健康要素——饮食

下面，我列了一些能帮你养成健康饮食习惯的方法和一些健康食品，你要多吃健康食品，少吃直到不吃垃圾食品，还可以列出自己喜欢吃的健康食品。当然，你还要关注饮食的均衡和饮食心理，开心、科学地吃饭才是最好的。

逐渐减量

你可以给平时吃的食物称重，然后在保证不饿肚子的前提下适当减量。例如，先称一下常吃的一份面的重量，然后试着在之后每次吃这种面的时候都减少一点儿。

做笔记

将你平常吃的食物记下来，然后总结出哪些食物是你常吃的，再想想你为什么喜欢吃这些食物。哪怕它们是巧克力或蛋糕，也不要不好意思，将它们都记下来吧。你要先了解自己，才能做出改变。

用漂亮的餐具

吃东西时的快乐也可以来自视觉，有时候，并不是吃得越多就越快乐。

加调味料

薄荷，肉桂，辣椒，香草……这些调味料能让食物变得更有味道，而且热量很低。你在减肥期间也可以吃美味的食物。

多吃水果和蔬菜

新鲜水果和蔬菜可以说是最健康的食物了。如果实在没有新鲜蔬菜，可以用冷冻蔬菜临时代替。

喝酸奶、吃坚果

零脂肪酸奶既能满足你对甜品的渴望，又不会让你摄入过多的热量。虽然坚果的热量不低，但是它对身体有很多好处，配上酸奶口感更佳。

别抛弃糖类

不要完全抛弃糖类。全麦面包是最好的选择，饿的时候吃面包干能快速填饱肚子。

喝茶

不爱喝白开水的人可以喝茶，如果能买到不错的排毒茶就更好了。

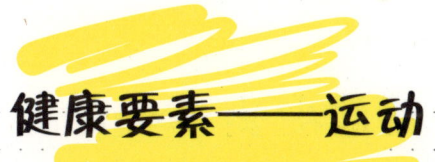

健康要素——运动

在做出改变之前,你首先要了解自己的身体状况和运动习惯。下面,我列出了一些运动时需要的物品和能提高运动能力、培养好的运动习惯的运动方式,供你参考。

运动文胸
如果你是女生,那么一定要准备几件舒服合体的运动文胸,保护好自己。

计步器
智能手表、专业计步器、手机软件……什么都行,只要是能记录你每天走了多少步就行。记录步数不仅仅是为了让你了解自己,还可以让你有一个标准与参照,并试着每天多走几步。

地垫或瑜伽垫
不要在冷冰冰的、硬邦邦的地板上运动。

耳机
散步、快走、跑步的时候可以听音乐或线上课,一举两得。

水
运动时补水很关键,一定要多喝水。

有氧运动
有氧运动能让你有良好的精神状态。

跳绳
如果没条件做有氧运动,可以用跳绳代替。

健康要素——动力

有动力才有行动！在这本书中，你会发现许多座右铭，希望它们能给你力量。在开始减肥之前，动力是你必须"储备"充足的东西。怎样才能获得动力呢？你可以试试下面这些方法。

拥有一本指导书

你已经有了，就是这本书。

给自己拍照

照片是非常重要的，不要躲避镜头，大胆地从各个角度给自己拍照，仔细看看自己的身材有哪些缺陷吧。这些照片还可以用来与以后的照片对比，让你见证自己的改变。

找到见证物

你可以用书中的表格来记录自己的改变，但最好找一个能更直观地体现你的进步的物品，并让自己看到仍需要努力的方面。你可以选择一条"见证裤"，后面我会详细讲的。

拥有一台体重秤

最好选择电子秤而非机械秤。

找一把皮尺

定期测量自己身体的各个围度，而不仅仅是称体重。完善的数据可以帮你对自己在不同时期的各个部位进行比较，让你看到努力的成果，激励自己坚持下去。

动力清单

你可以边行动边填写。

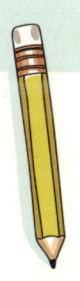

- ☑ 拥有一本指导书。
- ☐
- ☐
- ☐
- ☐
- ☐
- ☐
- ☐
- ☐
- ☐
- ☐
- ☐
- ☐

准备好了吗？
冲啊！开火！

　　有时候，脆弱、压抑、不稳定的情绪状态会导致你只停留在思想层面上，而无法将想法付诸行动。当条件不对时，事情就会变得复杂，让你无法鼓起勇气迈出第一步。

　　还有的时候，你会在行动的过程中迷失自我，会因"都试过了，都没用"而丧失自信。

问问自己下面的问题，看看自己是不是已经准备好了吧！

1. 想不想改变现在的身材？

2. 这么做是为了什么？

3. 这么做是为了谁？是为自己吗？

4. 如果成功了，会不会感到兴奋？

5. 我爱的人会不会支持我？

6. 准备好以自己为荣了吗？

如果大部分的答案是肯定的，那说明你已经准备好了。
那么，请你勇敢地出发吧！

愿望清单

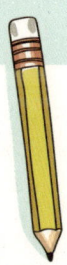

你可以将下列愿望换成自己的，记得经常翻看。

- ☐ 我想感觉更好。
- ☐ 我想穿上一件漂亮的礼服。
- ☐ 我想让自己的身材变得更好。
- ☐ 我想证明我行。
- ☐ 我想顺畅地呼吸。
- ☐ 我希望自己想穿什么就能穿什么。
- ☐ 我不想再腰酸背疼了。
- ☐ 我想变得更健康。
- ☐ 我想参加运动会。
- ☐ 我想恢复怀孕前的身材。
- ☐ …………

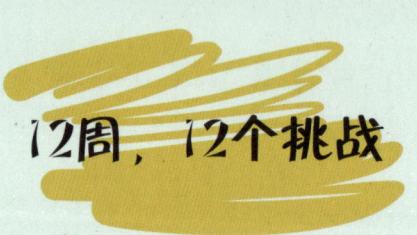

12周，12个挑战

书中，我为大家设定了12个周目标，有些目标很容易达成，有些则没那么容易。你可以将这些目标看作对自己的挑战，让这三个月变得更有趣。

不过，每个人的情况不同，有些人可能想得到更多，而有些人可能会发现某个挑战无法完成。因此，你可以根据自己的想法、需求、心情来修改或设定新的挑战。

记住，设定挑战的目的是让自己养成好习惯，而不是给自己出难题。千万不要选择太复杂的挑战项目。

1. 开始运动！
2. 提前准备好下一周的菜单！
3. 早上空腹喝一杯泡了半个柠檬的温水！
4. 每天至少喝1.5升水！
5. 每天至少睡7小时！
6. 每天做一件让自己变美的事！
7. 每周只称一次体重！
8. 不吃经过深加工的食品！
9. 不要吃糖！
10. 在自己身上多花点儿时间！
11. 微笑吧！
12. 每天阅读前两个月的记录表格！

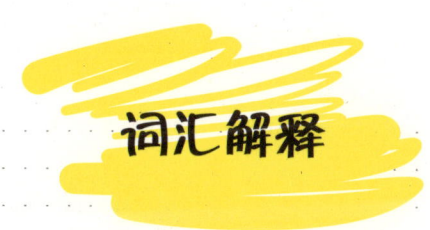

词汇解释

下面，我列举了一些运动、健康方面的常见词汇，并做了解释，希望能帮助你理解它们。

每日能量供给

每天保持身体良好的状态所需要的最低能量。

DEI

每日能量摄入量。合理的饮食要达到早餐、午餐、晚餐的能量摄入大约分别占全天能量摄入的30%、40%、30%。

BMI

体重指数。BMI=体重/身高的平方，它是目前国际上常用的衡量人体胖瘦程度以及是否健康的标准。一般来说，中国成年人的BMI值在18.5~23.9 kg/m² 这个范围内是正常的。若BMI值过小，说明人偏瘦，反之，则偏胖。

卡路里

能量的单位。食品标注上常见千卡这个单位，1千卡=1000卡路里。我们每时每刻都在消耗能量，包括睡觉时。因此，要保持身体健康，我们就必须摄入身体所需的能量，不能太多也不能太少。

蛋白质

蛋白质能为生物活动提供能量。

一般来说，一个成年人每天摄入60~80克蛋白质就可以满足身体需求，富含蛋白质的食物包括奶、肉、蛋、海鲜、豆类、干果等。

糖类

糖类又称碳水化合物，人体生命活动所需的能量主要由糖类提供。平时，最好多吃一些低血糖指数食物，即食用后升高血糖效应较低的食物，例如粗粮、牛奶制品和大部分水果。血糖指数指食用一定量（通常为50克）的食物升高血糖的效应与相当量的标准食品（通常为50克葡萄糖）升高血糖效应之比，血糖指数低于55就是低血糖指数食物。

脂肪

贮存在人体内的脂肪是重要的备用能源物质，但体内脂肪过多会导致高血脂、动脉粥样硬化等疾病。干果、油炸食品、肥肉、动物内脏、奶油制品都属于高脂肪食物，可以适量食用，一定不能过量。

膳食平衡

为保证膳食平衡，我们每天的营养供给要有适当的比例，其中蛋白质占10%～15%，脂肪占35%～40%，糖类占50%～60%。

目标体重

在不考虑BMI值的情况下，能让你自己感觉良好的体重就是你的目标体重。简而言之，就是当你看到镜子里的自己时，感到满意的时候的体重。

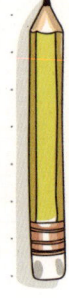

如果你想知道每种食物中含有什么成分，含量分别是多少，可以多做一些研究，但并不需要对每一种食物都进行像实验室分析物质一样的详细分析。

再说一次，每个人都有自己的节奏和情况，不要太依赖数据。

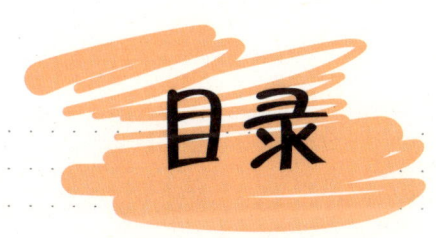

目录

第一个月 "激进"之月

第1周
本周挑战……………………… 4
本周待办事项……………… 5
本周食谱……………………… 6
了解食物……………………… 7
平衡饮食……………………… 8
给自己拍照…………………… 9
开始运动……………………… 10
想清楚再吃…………………… 11
萨拉萨的故事………………… 12

第2周
本周挑战……………………… 14
本周待办事项………………… 15
本周食谱……………………… 16
合理购物……………………… 17
每日早餐……………………… 18
将你的决定告诉别人………… 20
找到合适的运动……………… 21
你想尝试的运动……………… 23
积极的心态…………………… 24

塞妮娜的故事………………… 25

第3周
本周挑战……………………… 28
本周待办事项………………… 29
本周食谱……………………… 30
5个方法激励自己……………… 31
7个简餐食谱…………………… 32
给自己的奖励………………… 33
平板支撑……………………… 34
戴尔芬的故事………………… 35

第4周
本周挑战……………………… 38
本周待办事项………………… 39
本周食谱……………………… 40
强迫自己喝水………………… 41
饿了怎么办?………………… 42
奖励自己……………………… 43
你还有其他想法吗?………… 44
走路锻炼……………………… 45
安吉拉的故事………………… 46

总结时间

饮食日历·········· 48

运动日历·········· 50

围度表············ 51

心情表············ 52

体重表············ 53

悄悄话············ 54

第2个月 "习惯"之月

第5周

本周挑战·········· 58

本周待办事项······ 59

应季水果蔬菜······ 60

睡个好觉·········· 62

要不要选择低脂食品?·· 63

你做到平衡了吗?··· 64

有氧运动·········· 65

卡莉娜的故事······ 66

第6周

本周挑战·········· 68

本周待办事项······ 69

本周食谱·········· 70

实现目标的10个方法· 71

工作午餐·········· 72

平衡饮食的秘诀···· 73

无器械运动········ 74

赛琳的故事········ 75

第7周

本周挑战·········· 78

本周待办事项······ 79

本周食谱·········· 80

悠悠球效应········ 81

平衡盘餐·········· 82

没有失败·········· 83

瑜伽的好处········ 84

艾米莉的故事······ 85

第8周

本周挑战·········· 88

本周待办事项······ 89

本周食谱·········· 90

挨饿不是好主意···· 91

朋友聚餐怎么办?··· 92

幽默的能力········ 93

跑步的好处········ 94

娜塔莉的故事······ 95

总结时间

饮食日历·········· 98

运动日历·········· 100

围度表············ 101

心情表·················· 102
体重表·················· 103

悄悄话·················· 104

第3个月 "巩固"之月

第9周

本周挑战················ 108
本周待办事项············ 109
本周食谱················ 110
榜样的力量·············· 111
在饭店吃什么？·········· 112
对抗负面情绪············ 113
游泳的好处·············· 114
雷迪希亚的故事·········· 116

第10周

本周挑战················ 118
本周待办事项············ 119
本周食谱················ 120
别人的说法·············· 121
"可怕"的假期·········· 122
孩子的游戏·············· 123
寻开心·················· 124
埃梅里的故事············ 125

第11周

本周挑战················ 128
本周待办事项············ 129
本周食谱················ 130

怎么吃快餐？············ 131
摆脱脂肪················ 132
高强度间歇性训练········ 133
14分钟的HIIT············ 134
失败了吗？·············· 135
桑德琳的故事············ 136

第12周

本周挑战················ 138
本周待办事项············ 139
本周食谱················ 140
稳住，要成功了！········ 141
瑜伽球·················· 142
你的故事················ 143
回顾一下················ 144

总结时间

饮食日历················ 146
运动日历················ 148
围度表·················· 149
心情表·················· 150
体重表·················· 151
悄悄话·················· 152

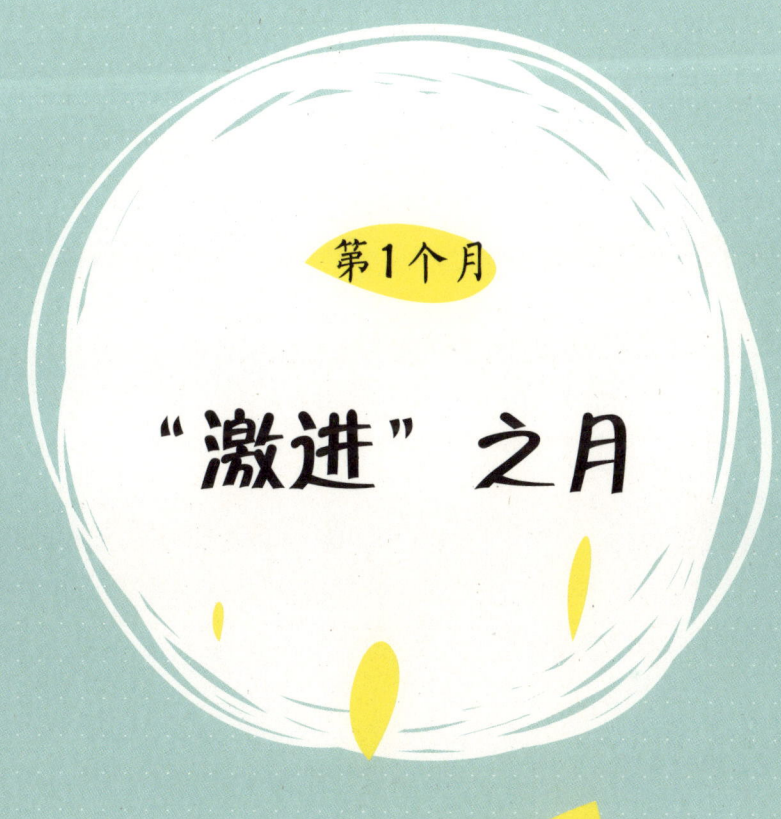

第1个月

"激进"之月

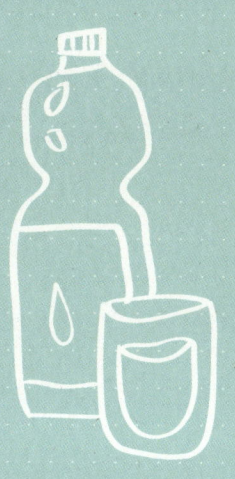

第一个月是让你认清自己的一个月，这个月将成为你的生活的转折点。在这个月里，你可以磨炼自己的意志，激发自己的潜力。

在第一个月里，你必须想明白自己平时都在吃什么，然后考虑一下如何改变不好的饮食习惯，让自己变得更健康。这个月是最可能看到成果的一个月，你的体重会减少很多，你会感到自己轻盈了许多。请享受这个过程吧！

不过我还是要提醒你，一旦你下定决心开始进行为期三个月的减肥计划，那么任何事都不能拖你的后腿。所谓的一鸣惊人、一夜暴瘦是绝对不可能的，不要给自己找借口。还等什么呢？无论今天是周几，现在就开始吧！

是的，这样匆忙开始的确有点儿仓促，但是很有用。想一想，你已经对自己说过多少次"下周再开始"这样的话了？

现在可能不是最佳时间，你可能有很多理由要等一等，比如要先把冰箱里的东西吃光，否则扔掉太可惜了。可这都是借口，你也知道的。

因此，就算开头不完美，也比不开始好，对吗？即使现在已经是下午四点了，你也要放下手中的巧克力，马上踏上这个旅程！

第1周

只要想做，
一切皆有可能！

本周挑战

开始运动！

任何时候都不要瘫在沙发上。
如果你没有运动的习惯，可以慢慢地开始运动，不必急于求成。
每天运动一会儿，至少10分钟，你一定会成功的！

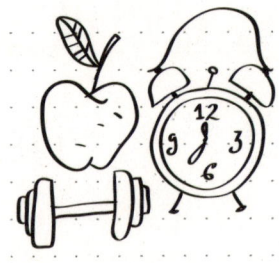

完成挑战

每完成一天的挑战，就将一颗星星涂成你喜欢的颜色。

本周建议

尽量在便利店购物，不去品种繁多、充满诱惑的超市。另外，一定要在吃饱了之后再去买东西，这样能防止你看到什么食物都想吃，能避免买得过多。

本周待办事项

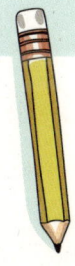

- ☐ 称体重并记录下来。
- ☐ 测量自己身体的各个围度并记录下来。
- ☐ 开始行动之前,先给自己拍张照片。
- ☐ 从体重、围度、健康状况这三个方面写下本周的目标。
- ☐ 看看冰箱,分析一下什么东西是以后不能再买的了。
- ☐ 反思自己的饮食习惯,比如"我为什么爱吃纸杯蛋糕"。
- ☐ 给食物称重,并逐渐减少饮食量。
- ☐ 列一个有利于健康的购物清单。
- ☐ 开始运动,每天至少运动10分钟。

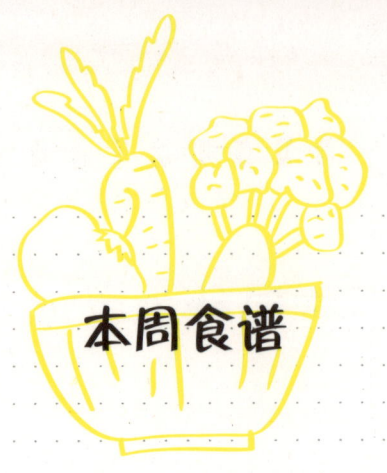

本周食谱

西葫芦大虾拌饭

这是我最喜欢的一道菜,做法也很简单。它的热量很低,值得一吃再吃!

1人份

150克白米饭(大约准备60克生大米)

100克西葫芦

120克去皮熟虾

1汤匙橄榄油

2小勺咖喱粉

1小勺辣椒粉

适量盐

1. 烧水,在水中放一点儿盐,如果你能接受,少盐或者不放盐更好。
2. 水烧开后放入大米,蒸白米饭,蒸好后盛出备用。
3. 将西葫芦切成扇形片。
4. 在平底锅中倒入橄榄油,锅热后将虾和西葫芦倒入翻炒,炒熟。
5. 加入咖喱粉和辣椒粉,然后加入150克蒸好的白米饭,拌匀,关火。

热量值

这道菜的热量只有400千卡!

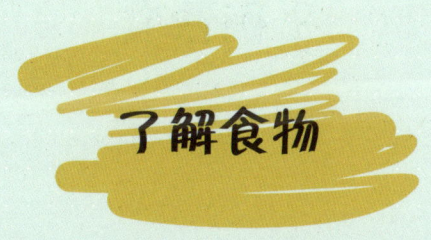
了解食物

来吧,让我们来到充满诱惑的地方——厨房!

忘掉某些食物

对于糖果,我建议你把它们送给孩子或做成蛋糕送给同事。平时,如果有人与你分享糖果或其他甜品,你只能吃一点儿以示感谢,绝对不能多吃。

对于方便食品,我建议你赶紧把它们扔掉,不要觉得可惜,你要用更健康的食物代替方便食品。

通过学习来了解食物

这里说的学习不是深入解析,只是要你学会看食物的热量。你可以通过网络查询、看食品包装袋上的信息等方式来了解食物的热量,然后记录下来。随着时间的推移,你会发现计算食物的热量越来越简单,并且会觉得这样做非常有意思。

当你开始注意食物的热量,你就会发现一些"常识"是错误的。例如,人们常认为曲奇饼干比巧克力蛋糕热量低,可实际上,100克曲奇饼干的热量大约为500千卡,而100克巧克力蛋糕的热量大约只有400千卡。因此,赶紧丢掉曲奇饼干吧,你可以先用热量较低的巧克力蛋糕替代它。当然,我不是鼓励你吃巧克力蛋糕,而是想向你说明,总有热量更低的食物可以替换现有的食物,减少热量的摄入是一个循序渐进的过程。

当学习研究你的食物之后,你会发现,原来自己以前并不了解食物,哪怕是天天吃的那些食物。

然后,你要列出新的购物清单,并在购物之前检查一下清单上的食物的热量。

你有权摄取热量,但是要通过更健康的食物来摄取!我们的目标不是限制自己,而是开启一种更健康的生活方式!

平衡饮食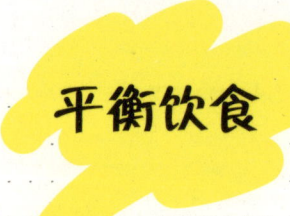

吃东西是快乐的!

我是反对节食的。我认为合理饮食比节食更能达到长远的、健康的效果。我对合理饮食的理解是平衡饮食,听取身体的反应,因此我一直在研究自己的盘中餐,而不是将它们拒之门外。

如果你只是限制饮食,用节食的方法瘦身,确实能够取得短期效果。可如果你在完成一个阶段的节食之后又恢复以前的饮食习惯,就会触发"悠悠球效应",即在反弹与再次节食之间反复。这样一来,不仅减肥效果荡然无存,而且很影响心情和信心。

从另一方面来说,食物能给人提供营养,节食会使人营养不良、气色不佳,甚至不再健康。

我提倡平衡饮食,你可以分两个阶段来达到这种平衡。

首先,开始平衡饮食后,要用低热量食物替代高热量食物,这样既可以使你摄入的热量减少,又不会饿肚子。在这个阶段,你的体重会明显下降,如果再配合一定的运动,体形也会变好。

一旦达到了目标体重,就可以进入下一个阶段——保持阶段。在这个阶段里,你要使体重稳定下来,并继续保持良好的饮食习惯。你可以借助外力,比如用手机上的应用程序来记录自己的饮食和运动情况,或者聘请一位专业的营养师来指导自己的饮食。

注意

在平衡饮食的过程中,我们要选择适合自己的方式和速度,尽量不要让自己感到空虚、无助,否则会造成相反的效果,甚至会导致暴饮暴食。

第1个月 "激进"之月

给自己拍照

你可以称体重，可以测量自己的围度，可以用镜子从各个角度看自己的身体，但是这些都不会像照片那样让你能够清楚地看到自己的进步和改变。

你可能感觉不到身上的脂肪在增加。在为本书收集素材时，有好几个人这样对我说："有一天早上醒来时，我突然发现自己胖了很多，像是一夜之间胖了很多。"

通过与他们交谈，我意识到要时时刻刻注意自己的身体，以防某一天早上出现"突然变胖"这种情况。于是，我开始给自己拍照，即使看到照片中的自己会感到失望。我相信很多人跟我一样，宁可给别人拍照也不愿意为自己拍，因为我们对自己的身体不够自信，甚至厌恶它。可是我要告诉你，如果你能坚持给自己拍照，正视自己的问题，我可以保证，这种不喜欢拍照的情绪很快就会烟消云散。

如果你每天都在仔细观察镜子里的自己，其实是看不到身体的变化的，因为你的注意力会集中在一些细节上。这就像每天都与你见面的人意识不到你的变化，但如果有一个人隔了三个月再次见到你，就会很快地说出你的变化。这就是照片的作用，让你可以与一周、一个月、三个月前的自己"相见"。

今天就给自己拍照吧，至少拍一张正面照和一张侧面照。拍照时最好只穿内衣，因为这样你能看清楚自己的身体。你不用把这些照片粘在冰箱上，甚至可以把它们藏起来，等有了进步的时候再翻出来看看。

每周拍一次照片，在照片的背面写上日期。一开始，你可能看不到变化，但是一个月之后就完全不一样了。这些照片会成为鼓励你坚持下去的一个重要因素。

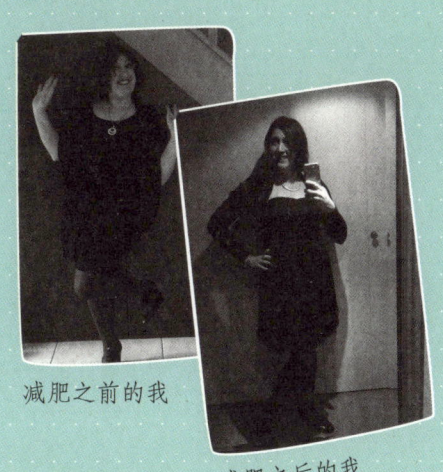

减肥之前的我

减肥之后的我

开始运动

你是不是在大学毕业后就再没运动过？我们身边，的确有许多人每天都会去慢跑，但也有许多人只会穿着运动服拍照。

你是不是已经成为只会穿着运动服拍照的人了？

你觉得，是运动不适合你，还是你不适合运动呢？如果你仔细想一想，会发现其实都不是，那么，就来证明你能运动吧。不管怎么说，这是你本周的挑战，一定要完成噢！

简单的项目更容易上手。如果你已经很长时间没运动了，那么最好别一上来就走进拳击课的教室。

散步
每天至少走20分钟。

游泳
一次游几个来回就可以了，这对你的身体很有好处。

跳跃
用孩子的蹦床就可以，每天跳5~10分钟。

爬楼梯
每天两次，每次上下楼梯5分钟。

深呼吸
每天花5分钟做深呼吸，别小看它。

跳舞
播放音乐，跟着音乐随便跳一两段舞蹈，不会跳也没关系，跟着音乐摆动就可以了。

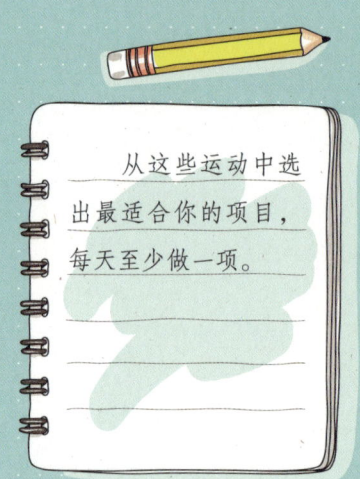

从这些运动中选出最适合你的项目，每天至少做一项。

第1个月 "激进"之月

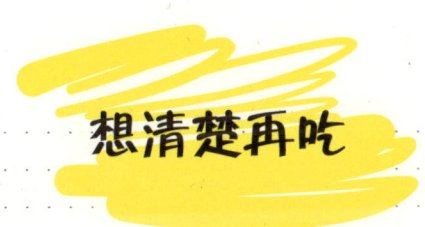
想清楚再吃

为什么要吃东西？

吃东西是为了让我们的身体有足够的能量。如果你是因无聊或有压力而吃东西，那就危险了。

人们经常因为心情原因而吃东西。困倦、恐惧、焦虑、悲伤时，食物变成了人们的"解药"。

比如，有些人做错事的时候就想吃东西，膨化食品、热巧克力、棉花糖等就成了他们的"解药"。

很多时候，吃东西只是人们消解情绪的借口。

因此，在你准备享用美食之前，先问问自己这两个问题吧：

"我真的饿了吗？"

"如果要吃，能不能用橄榄菜代替巧克力呢？"

对于第二个问题，如果你的答案是"不能"，那么说明你不饿，需要巧克力的不是你的身体，而是你的情绪。

吃东西之前，请你一定要仔细想一想，再想一想……

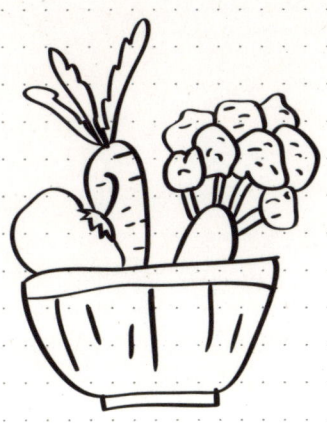

萨拉萨的故事

32岁，两个孩子（一个6岁，一个3岁）

动力

我30岁生日时，我的老公为我组织了一个惊喜派对，当时我感觉非常棒。可几天之后，当我看到那时拍的照片后，便删除了所有有我的照片。我的老公看到之后问我是不是觉得现在的自己不太好，我毫不犹豫地点头。于是我决定开始行动，让自己不再"痛恨"镜子里的自己。

一开始，我吃了几天减肥餐，然后实在忍不住了，又过了几天什么都吃的"旧日子"。这期间，我还尝试了一些运动，可都没坚持下去。

我减肥，是因为我想穿上怀孕前穿的那条牛仔裤，而不是让自己陷入这样反反复复又没有效果的境地里。于是我开始跟着一款手机应用运动，并开始平衡饮食。

结果

6个月之后，我减掉了16千克体重。我感觉自己重生了，好像从来没有这么瘦过。

在这6个月里，我从没过度饮食，也几乎没喝过酒，而且每周都会上9节运动课。现在，这些习惯已融入我的日常生活。虽然开始时，我觉得达到这种生活状态很简单，但直到现在我才发现，做这件事需要很大的决心。

我坚持了下来，从减掉第一千克体重开始，一发不可收拾……

饮食与运动

我每天吃5餐，吃的绝大部分是无糖食品，用的是新鲜的食材，有时还会加一些健康的点心、沙冰等。

我每周做5~6小时的运动，运动项目包括快走、游泳、跳绳等。

现状与未来

现在，我特别喜欢欣赏镜子里的自己。将来，我要继续挑战自己，看看自己的极限在哪里。

我要开始练习瑜伽，并且计划去学习禅学。

我会继续运动，保证每周运动3~4次，以保持良好的状态。在饮食方面，我的身体已经适应了少吃东西，也学会了拒绝不健康、高热量的食物。不过我还是很爱吃的，尤其喜欢吃麦片和杏仁。另外，我会在周末的时候喝一杯酒，犒劳自己。

第2周

顺着名叫"以后再说"的路走，我们最终会到达名叫"永远不会"的地方。

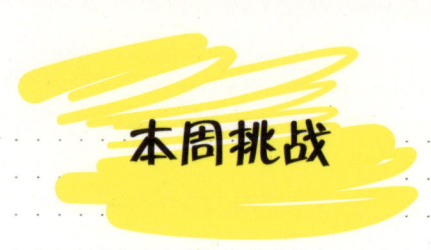

本周挑战

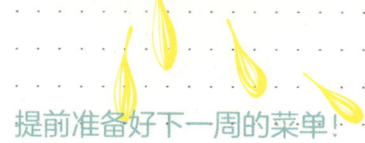

提前准备好下一周的菜单！

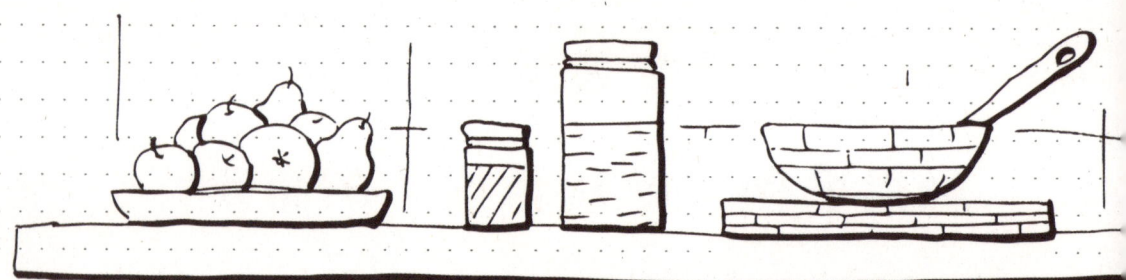

完成挑战

每完成一天的挑战,就将一颗星星涂成你喜欢的颜色。

本周建议

细嚼慢咽可以让你更关注饮食,不会连看都不看就把东西吃下去,还能放慢你吃东西的速度,不会一下子吃多、吃撑。

如果细嚼慢咽对你来说很难,你可以试试每吃一口东西就把餐具放下一次。

本周待办事项

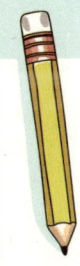

- ☐ 称体重并记录下来。
- ☐ 测量自己身体的各个围度并记录下来。
- ☐ 吃东西之前想一想为什么要吃。
- ☐ 提前准备好下一周的菜单。
- ☐ 尝试1～2种以前没吃过的菜。
- ☐ 根据准备好的菜单列购物清单。
- ☐ 尝试一项新的运动。
- ☐ 告诉别人自己的目标,获得他们的支持。

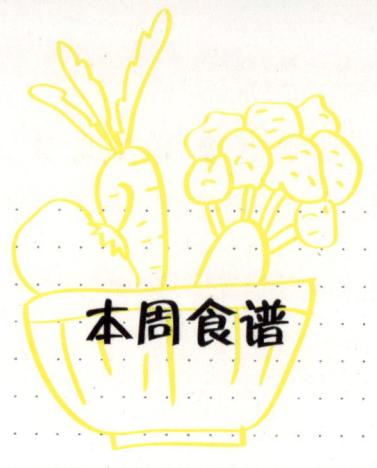

本周食谱

香煎鳕鱼

1人份

1根胡萝卜

1棵韭菜

1个西葫芦

1片鳕鱼

30克粗粮面粉

7颗杏仁

1汤匙橄榄油

1/4个柠檬

适量盐

1. 将胡萝卜、韭菜、西葫芦切成丁，放入平底锅。
2. 在锅中加水，没过蔬菜丁，然后加盐，煮30分钟。
3. 将粗粮面粉倒在一个碗里。
4. 将杏仁压碎，与粗粮面粉混合。
5. 在鳕鱼片的外层裹上混合好的粗粮面粉与杏仁粉。
6. 在另一个平底锅中倒入橄榄油，开大火，锅热后快速煎鳕鱼片。
7. 将柠檬汁挤到鳕鱼片上。
8. 将蒸好的蔬菜装盘，然后将鳕鱼片摆在蔬菜上。

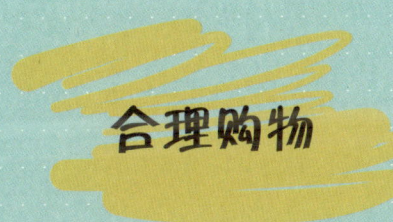

合理购物

你是不是每次去超市时，都会在琳琅满目的货架前，看着那些还没吃到嘴里就已经让你不停地流口水的食物不知所措？该怎么办呢？下面，我列了一些购物方法，也许可以帮你合理购物。

快速网购

需要什么就上网买什么，不要因无聊而在购物网站上闲逛，也不要为了凑满减而买一些不需要的东西。

提前准备菜单

根据准备好的菜单列出需要的食材，购物时严格按照购物清单购买。

只拿一样

如果你只需要一样东西，那就保证自己只拿那样东西，其他的连看都不要看。

监督

让全家人行动起来，一起监督你的购物过程。

不为"万一"做准备

不为小概率事件购物，比如：万一孩子要去野餐怎么办？万一朋友想喝酒怎么办？

选择当季的水果蔬菜

不吃被催熟的、反季的果蔬。你可以去农贸市场转转，了解一下哪些是应季果蔬。如果实在没有新鲜蔬菜，可以选择冻干蔬菜应急。

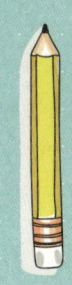

有了这些方法，你的购物过程应该轻松一些了吧！
如果你能做到合理购物了，一定要祝贺一下自己。

每日早餐

早餐时间是重要的能量获取时间。

不吃早餐会饿，饿了就会想吃更多东西。这样的恶性循环会让你离不开甜食和油炸食品。

吃好早餐还能够维持血糖平衡，减少疲劳感。你可以选择含有丰富膳食纤维和蛋白质的食品作为早餐，这样既可以增加饱腹感，又可以避免摄入太多身体不需要的热量。

以前，我也不习惯吃早餐。当我决定为了健康而坚持吃早餐后，开始时非常困难，尤其是起床后肚子感觉不饿的时候，有时我甚至会觉得自己在过量饮食。

如果你和我一样，一下子很难做到坚持吃早餐，可以从起床后先喝一杯温柠檬水开始。如果你的运动量不大，喝完温柠檬水后再喝一杯茶或咖啡，就能支撑一上午了。

如果你想保证早餐的质量，可以选择燕麦、奶制品、水果和饮料，样式多一点儿。不过饮料应选择鲜榨果汁，而不是瓶装果汁，因为瓶装果汁含糖量太高。

我的早餐一般是这样的：

1杯泡了半个柠檬的温水+1杯咖啡+两片甜面包干（稍带黄油）+两片火腿+1片奶酪+半个猕猴桃或两个无花果。

另外，我还有一些健康早餐食谱。食谱中提到的调味料不是固定的，你可以按照自己的喜好选择。

即食麦片

这份麦片的总热量为1400千卡，可以分5~10次吃完。

100克燕麦

40克碎果仁

40克龙舌兰糖浆

40克椰子油

20克碎椰肉

20克碎巧克力

20克水果干

1. 将烤箱预热到180℃。

2. 将所有食材混合在一起，均匀地摊在烤盘上。

3. 将烤盘放入烤箱烤20分钟。

4. 烤完冷却1小时。

5. 将凉透的大麦片掰碎，放入密封容器保存。

香蕉脆饼

不算黄油，每个脆饼的热量大约为245千卡。

1根香蕉

1汤匙玉米淀粉

1枚鸡蛋

1块黄油

1. 将香蕉捣碎后打入鸡蛋，搅拌均匀。

2. 添加玉米淀粉。

3. 在平底锅中放入黄油，加热，待黄油融化后倒入混合物，像摊煎饼一样摊开、翻面，共可以做4～5个香蕉脆饼。

香蕉蛋糕

这份蛋糕的总热量是500千卡，能吃1～2次。你可以在运动前吃它，但不能每天早上都吃。

1根香蕉

1枚鸡蛋

30克燕麦

10毫升酱油

几滴香草或其他口味的调味剂

1汤匙龙舌兰糖浆

半汤匙酵母粉

20克碎巧克力

1. 将半根香蕉捣碎，放在碗底。

2. 在另一个碗中打入鸡蛋，搅匀，然后加入燕麦。

3. 再加入酱油、调味剂、龙舌兰糖浆和酵母粉，搅拌均匀。

4. 将混合物倒入盛有半根香蕉的碗中，然后放入微波炉打3分钟。

5. 待完全冷却后，将碗倒扣在盘上，然后将碗拿走。再放上另外半根香蕉，撒上碎巧克力。

香蕉面包

香蕉面包的总热量大约是1500千卡，可以吃10次。

两根熟香蕉

250毫升杏仁奶

250克面粉

3个鸡蛋清

1汤匙蜂蜜或糖浆

20克椰子粉

1汤匙香草精

30克葡萄干

半勺烘焙粉

1. 将烤箱预热到180℃。

2. 将香蕉捣碎，然后加入杏仁奶、面粉、蛋清、蜂蜜或糖浆，搅匀。

3. 再加入剩下的食材，搅匀，然后将混合物倒入蛋糕模具。

4. 烘烤45分钟，然后冷却。

将你的决定告诉别人

很多人都想平衡饮食,但真的做起来会发现这是一件非常不容易的事,并且很容易失败。我有一个建议,那就是一定要在决定这样做后就马上向身边的人公布你的决定,这样,你的身边就会出现很多监督你的人。

把你的决定告诉身边的人,向全世界宣布你要进入一个新的阶段了。开弓没有回头箭,如果自己做不到,就让身边的人来监督自己吧。

同时,把你的决定公布出来,让爱你的人意识到你正在努力,让他们了解你的进展,这也会给你带来许多意想不到的助力。

把你的决定公布出来,也许还会让你找到很多队友。没有什么比闺密们在一起进行饮食平衡更有趣的事情了,你们可以互相鼓励、加油。

把你的决定公布出来,其实就是确保自己在美食面前不会投降。让家人、朋友了解你的想法,你就可以婉拒他们的好意,不会因不好意思拒绝而吃得太多。

简而言之,公布你的决定有很多好处,快点儿大声说出来吧!

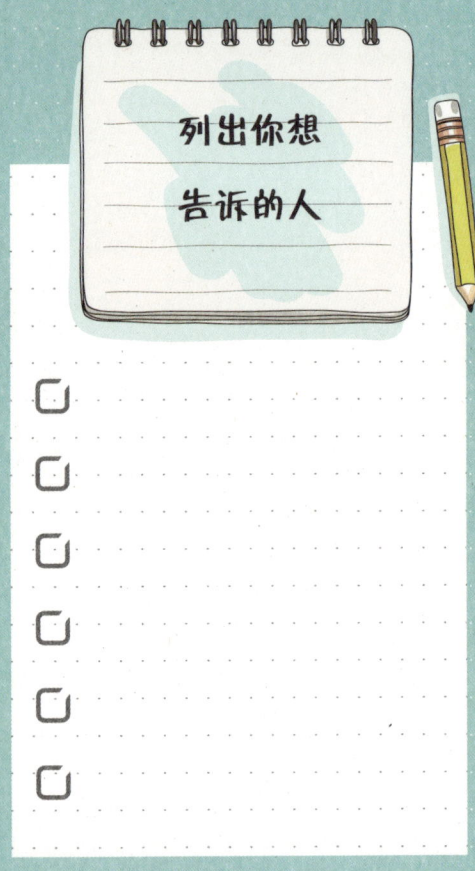

列出你想告诉的人

找到合适的运动

如果你迫不及待地想开始运动，那么我要劝你先坐下来冷静几分钟。在第一周里，你知道了如何慢慢地开始运动，这一周，你要看看哪些运动适合自己。先来做个测试吧！

1. 结束一天的工作，你更想在晚上：
   （1）跟朋友出去逛街、聊天。
   （2）呼吸一下新鲜空气，放空自己，到处走走。
   （3）蜷在沙发里看电视。

2. 夏天去海边玩时，你通常会在：
   （1）酒吧里大笑。
   （2）沙滩上独自散步。
   （3）阳伞下看书。

3. 下面哪种运动是你不愿意尝试的？
   （1）独自徒步旅行。
   （2）水下自行车。
   （3）团队运动，如足球、篮球等。

4. 什么样的音乐能让你开心？
   （1）摇滚、朋克等能让人动起来的音乐。
   （2）能让人跟着摇摆的舒缓音乐。
   （3）电影的背景音乐。

5. 健身之后通常有什么感觉？
   （1）肌肉酸疼。
   （2）感到满足。
   （3）想立刻躺下休息。

6. 起床对你来说困难吗？
   （1）不困难，你能很快入睡，醒来的时候也很舒服。
   （2）还可以，你通常起得很早。
   （3）你像不愿意冒头的土拨鼠一样，特别赖床。

现在，看看你的答案。首先，请数一下你选的哪个序号的答案更多。

"（1）"更多

你喜欢被众人围绕，很会社交且不会害羞。

你可以去健身房运动，也可以选一项能让自己大汗淋漓的运动。

"（2）"更多

你喜欢待在户外，呼吸新鲜空气。

你可以尝试慢跑、健步行或自行车等运动，如果你的身边有徒步俱乐部，那就赶紧去参加吧！

"（3）"更多

你不愿意抛头露面。

选一种在家看着电视就能做的运动吧，比如体感游戏机、跳舞机、椭圆机等。你还可以参加视频健身课。

> 你可能会碰到完全不适合自己的运动，因此怎么做都做不好。
>
> 如果遇到这种情况，千万不要灰心，你要在不断尝试中发现适合自己的运动项目，然后坚持下去。

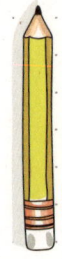

第1个月 "激进"之月

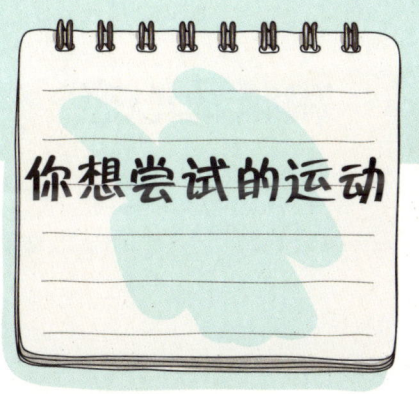

你想尝试的运动

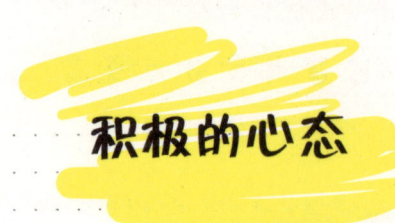

积极的心态

减肥不只是控制饮食和增加运动量,心理因素也一样重要。好的心态可以帮你更快、更好地减肥。

深呼吸

有压力的时候,可以通过深呼吸来排解压力。

通过鼻子吸气,让腹部鼓起来,然后用嘴缓慢呼气。

连续做几次,是不是感觉好点儿了?

饱腹感

当你习惯多吃,或当你已经吃了很多东西的时候,大脑就不再向你发送饱腹信号了。这时,你就会不停地吃东西。因此,找回饱腹感是很重要的。

你可以在吃东西之前模拟一下吃东西这件事。比如,在拿起筷子之前,你可以想象一下自己用筷子吃东西时的样子和感觉,先想象食物的气味,然后想象食物的味道,最后想象吃进食物后的感觉。想完再开始吃,你会比平时更容易感到饱,这个方法真的很管用。

自信

好的心态可以帮你更好地控制自己。如果你能保持良好的、积极的心态,就可以提升自信,自信反过来又能使你保持良好的心态,这样就形成了一个良性循环。

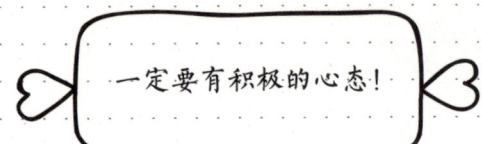

一定要有积极的心态!

塞妮娜的故事

34岁，两个孩子（一个12岁，一个7岁）

动力

我的工作需要久坐，这导致我很少活动，每天走路不超过2000步。我的生活方式也不健康，这从我的体形上就能看出来。虽然我经常不吃饭或吃得很少，但是这并没有让我变苗条。不过，最让我烦恼的还是我的精神状态不够好，经常晚上睡不好，白天易疲劳。我常常感到压力很大，还经常出现偏头疼等症状。

我非常想彻底改变这一切。

有一天，我遇到了一个在进行饮食平衡训练的朋友。我看到了他的努力、笑脸与成果，于是我对自己说："你也能做到，你也想做到！"

我试着回想我对自己最满意的那段时光——结婚的时候，然后根据那时候的体重给自己设定了目标体重。

结果

我很快就看到了成果。在开始平衡饮食的三周之后，本来没有期盼有什么巨大改变的我惊奇地发现，自己的体形变好了，体重也下降了。这种改变也让我更加耐心并抱有希望！

更厉害的是，我没有采用节食的方法来减肥，实际上，我根本没让自己挨过饿。我只是改变了饮食方式，养成了好的饮食习惯。

从决定改变开始，我每天都会买很多水果和蔬菜，每天都会自己做饭。我把零食换成了健康的新鲜果蔬。现在看来，这么做绝对是值得的。

饮食+运动

不断变好的体形给了我巨大的动力，我每周都会测量身体各个部位的围度，然后与之前的测量结果比较。

当然，我也有一些每天都要做的饮食规则，比如每天早上喝一杯泡了半个柠檬和一茶匙奇亚籽的温水。

我不喜欢跑步，因此我选择跟着手机应用里的指导运动。手机应用里有很多运动项目的指导，比如HIIT（高强度间歇性训练）、蹦床、搏击操、瑜伽、普拉提等。另外，我还有针对性地做腹肌训练。

现状与未来

现在，我感觉好了很多，感觉自己终于了解了自己！我能够听见自己身体发出的"声音"了。如果我的身体说"我不饿",那我就不吃东西;如果它说"我饿了",那我就去吃东西,但是绝对不会放纵自己。

我变得热爱运动,并且找到了适合自己的运动。现在,我每天都会运动30分钟,我能看到自己的身体在不断变化。

我的睡眠质量也变好了,偏头疼的次数也少了很多。

我已经达到了我的目标体重,并且是自然而然达到的,并没有感觉太困难。

以后,在饮食方面,我不会做太多改变。我想,我只要保持现在的状态,体重也会保持住的。

我现在很喜欢做饭,喜欢尝试新的菜谱;喜欢买蔬菜和水果。我还学习了运动和营养方面的知识,并且会一如既往地坚持学习下去。

在运动方面,我开始减少有氧运动的次数,只在周末或在饭店就餐后做有氧运动。虽然减少了有氧运动的次数,但我准备加强瑜伽练习。

现在,所有的好习惯都已融入我的日常生活,它们不再是我要付出的努力,而是真正的快乐!

第3周

不管什么问题，解决问题的方法肯定不在冰箱里！

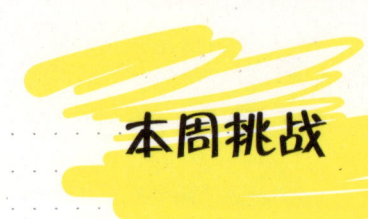

本周挑战

早上空腹喝一杯泡了半个柠檬的温水!

水能填充你的胃,从而防止你吃得太多。
柠檬能提供丰富的维生素C,让你的身体"清醒"过来。
温水不会破坏维生素,也不会刺激你的胃。
即使改变不了什么,这么做也很有意思,不是吗?
这也算是一个起床仪式了。

完成挑战

每完成一天的挑战,就将一颗星星涂成你喜欢的颜色。

本周建议

不要再在沙拉上浇酱汁了,你已经吃得够多了!

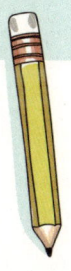

本周待办事项

- ☐ 称体重并记录下来。
- ☐ 测量自己身体的各个围度并记录下来。
- ☐ 提前准备好下一周的菜单,并根据准备好的菜单列购物清单。
- ☐ 早上空腹喝一杯泡了半个柠檬的温水。
- ☐ 使用喷雾油瓶,减少用油量。
- ☐ 选一条"见证裤"。
- ☐ 尝试新的食谱。
- ☐ 考虑下给自己的奖励。
- ☐ 做一些不常做的事。

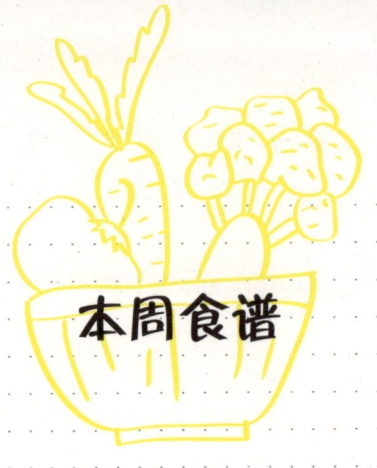

本周食谱

鲑鱼土豆片

鲑鱼的脂肪含量比鳕鱼还高,因此最好选择野生鲑鱼,这样可以在一定程度上减少脂肪的摄入。虽然脂肪含量高,但是鲑鱼含有多种维生素及钙、镁、铁等元素,是一种非常有营养的食材。

1人份

1个土豆

1片120克左右的鲑鱼

1个西葫芦

1茶匙橄榄油

适量芳香草或其他调味剂

适量盐

1. 将土豆煮熟。
2. 在鲑鱼片上放上芳香草或其他调味剂和盐,然后放入蒸箱蒸8分钟,或包在锡纸里放在锅中蒸18分钟。
3. 将西葫芦切成片,然后在平底锅中倒入橄榄油,再将西葫芦放入锅中煎熟。
4. 将土豆、鲑鱼、西葫芦放在一起,摆盘。

 **热量值**

这道菜的热量大约是275千卡。

5个方法激励自己

想成功改变自己，就要接纳现在的自己并学会欣赏"新的自己"。下面的这5个方法会让你看到自己的努力和收获，并鼓励自己坚持下去。

1 选择一条"见证裤"

选一条略小一点儿，你只能勉强穿进去的裤子，我习惯选小两码的裤子。选好后，你可以用定期穿穿这条裤子的方式来验证自己取得的减肥成果。你不需要一直穿着这条裤子，只需要每周穿几分钟就可以了，别忘了穿的时候拍一张照片。

2 画梯子

在一张纸上画一个像梯子一样的表格（只有一列），然后用一个个小目标将空格填满。每完成一项，就把完成时的照片贴在对应的一格中。很快，你就能到达"梯子"的顶端。

3 减肥花瓶

拿两个花瓶。在第一个花瓶里放小球，你想减掉多少千克体重，就放入多少个小球。之后，每减掉一千克体重，就从这个花瓶里拿出一个小球放到另一个花瓶里。当"游戏"结束的时候，第一个象征自己的花瓶应该已经空了，而第二个象征减掉的脂肪的花瓶却满满的。

4 水袋

每次称体重的时候，我都会计算自己又减掉了多少千克体重，然后将同重量的水倒在袋子或瓶子中密封起来。一开始是一个50毫升的小瓶子，然后变成了两个100毫升的大瓶子……这是一个能让你实实在在看到减肥成果的方法。当达到目标体重后，再和这些水袋或瓶子拍个照吧。

5 记录本

为了能够一眼就看明白自己的减肥进度和已实现的目标，做一个健康记录本吧。把每个，哪怕是一点点的进步都记录下来，还可以写下自己当时的心情。当你感觉自己坚持不住的时候，不妨翻翻看。

行动吧！实现你的目标！

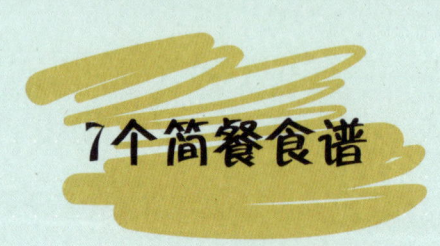

7个简餐食谱

有时候,我感觉冰箱是一个黑洞,会把我吸进去。到底是什么原因让冰箱这么诱人?为了让自己清醒一点儿,抵住诱惑,我制作了几个简单的食谱,分享给你。

1 炒饭(约360千卡)

将1汤匙橄榄油倒入平底锅,锅热后将100克熟米饭、100克青豆、120克鸡胸肉肉片和100克蘑菇倒入,炒熟。

2 沙拉(约350千卡)

将2~4片培根煎熟,将适量玉米粒和1枚鸡蛋煮熟,将1根黄瓜切段,然后与适量适合做沙拉的绿色蔬菜和4~6颗圣女果放在一起,拌匀,可以加一点儿沙拉酱。

3 蔬菜汤(约100千卡)

将多种适量的你喜欢的蔬菜倒入汤锅煮成蔬菜汤,可以加一点儿调味料,但不要放鲜奶油,也不要用土豆。

4 意面(约200千卡)

先将100克意大利面煮到八分熟,然后放入150克牛蒡与1片火腿煮至全熟。

5 蔬菜粥(约200千卡)

先将100~200克火鸡肉肉片和100克小麦或藜麦放入锅中煮粥,快做好时加入你喜欢的蔬菜。

6 三明治(约250千卡)

将50克培根煎熟,夹在100克抹了少量含15%脂肪的新鲜奶油的吐司中,做成三明治。

7 盖饭(约200千卡)

先将1个茄子烤熟,然后和5块牛肉干一起盖在100克熟米饭上,做成盖饭。

给自己的奖励

这是这本书中最有意思的一部分了,想想给自己的奖励吧!

给自己奖励是成功减肥的关键,是一件必须做的事情。

你必须为自己取得的每一个小的胜利庆祝,为自己实现的每一个小目标鼓掌。

奖励是将完成任务的自豪感转化成物质的方式,是让自己坚持着不断前进的动力,是对自己的认可,就好像在对自己说:"干得漂亮,你就是个战士,你还可以再努把力,困难打不倒你!"

当然,你也可以对自己说:"你是最漂亮的,你值得拥有这一切,你会爱上自己的!"

奖励自己之后,你会获得更大的动力,找到更多需要实现的小目标。

对自己考核

你可以把每一个小目标都记在本子上,或者记在便笺纸上并将便笺纸贴在冰箱上。之后,在完成的小目标上画叉,或者将相应的便笺纸撕掉。每完成一项,就要对自己进行一次奖励。

设定奖励表

你可以设定与体重有关的奖励表,规定每减掉一千克体重,就奖励自己一样东西。

当然,奖品必须是能让自己开心的东西,一定要精挑细选。

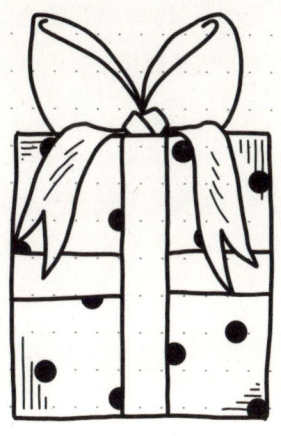

> 照顾好自己,你是最厉害的,你一定能成功!

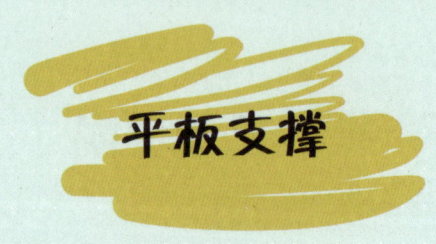

平板支撑

你肯定听说过平板支撑,网络上有很多教大家练习平板支撑的视频,还有许多相关的挑战。

你可以跟着别人发起的挑战项目练习,但是不要参加类似"七分钟不动"这样的长时间的挑战,因为这样可能会使肩膀受伤。当然,你可以自己设定挑战规则,并且逐渐增加难度。

你可以每天练习一次,不过早晚各练习一次更好。

第一次做平板支撑的时候,要注意自己的姿势,动作要标准,不要拱背,也不要伤到关节。

你可以先趴在瑜伽垫上,然后用双手或双肘撑起身体,慢慢抬起胯部与臀部,让脚后跟、骨盆和肩膀在一个平面上,身体充分向两头伸展,不要塌腰。

如果你想锻炼侧腹肌,还可以练习侧身平板支撑(如右图),做这个动作的时候要做两次,左边一次,右边一次。

当然,还有很多动作可以在家练习,并且有很好的效果。如果你喜欢并能获得专业的指导,也可以练习其他动作。

再次提醒你,练习时要注意时长,你可以用手表等计时工具计时。第一次练习的时间不要太长,但是下一次练习时请尝试坚持得久一点儿。

另外,本书中每个月结束后都有总结表,你可以用它来记录你的锻炼次数和锻炼项目。

怎么样,做好准备了吗?加油!

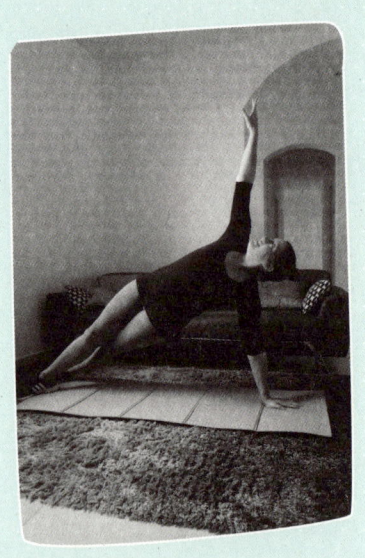

戴尔芬的故事

28岁

动力

我患有严重的子宫内膜异位症,在手术和治疗过程中使用了激素,因此,从2015年到现在,我的体重增加了27千克。

那时候,我感觉我的身体已经不是自己的了,也不敢拍照。

2016年11月,我的身体和精神状态跌到了谷底。

有一天,我突然意识到,最近几年好像都没有关注过自己,没有真正地思考过自己的生活状态。于是,我决定不再放任自己,我要做出改变。

我开始关注自己,我想让自己重新振作起来。

之前,我吃得很多,而且喜欢吃高热量食物,包括奶酪、重口味的菜等。虽然以前的我非常爱运动,练习过拳击、美式橄榄球、健身操,还做了8年的消防员,但是从2014年伤到腰后就再没运动过,更别说像以前一样去健身房锻炼或坚持跑步了。

我的目标是让自己的身体和精神都变得健康起来,让自己从忧郁中走出来。我对自己发誓,一定要减掉25千克体重。

我想,我应该跑一跑,发泄一下自己的负面情绪,因此我加入了一个跑步俱乐部,每周跟朋友们跑两次。我需要将深埋在自己体内的愤怒和不满发泄出来。

可是我非常不愿意节食,因为我曾患过一段时间的厌食症,所以我不想在吃的方面限制自己。

结果

渐渐地,我开始对很多事情感兴趣,变得喜欢沉思和欣赏美食,积极的想法越来越多。在这个过程中,我知道了有些食物是不利于子宫内膜异位症的,所以我决定不再吃这些东西了。

同时,我发现了新鲜食物的"秘密",并且爱上了吃健康的、新鲜的食物。我不再吃红肉和含有太多谷蛋白、乳糖的食物,更不再吃任何经过深加工的食品。

现在,我只吃白肉、鱼肉、鸡蛋、羊乳酪、油菜籽、水果干、水果,还有很多很多的蔬菜。

开始改变的第一周,我进行了排毒,即在一个周内只吃蔬菜和水果。一周之后,我成功地减掉了3千克体重。之后,我继续调整饮食结构,逐渐加入肉类和奶酪。

4个月后，我减掉了18千克体重；8个月后，我总共减掉了23千克体重。

我认为，改变饮食结构并不是节食，而是一种新的生活方式。这种方式很简单，但是很有效。

我的心态也改变了。以前节食的时候，虽然我也会对自己说"你很了不起，你能瘦下来"，但我从来没能坚持下来。可现在，我甚至不需要用这些"谎话"来激励自己，就可以保持合理的饮食结构。

饮食+运动

我每天都喝蔬菜汁；每天早上都会锻炼。除了增肌训练，我还经常出去跑步。

现状与未来

过去，我很讨厌自己，每次照镜子的时候都会忍不住哭出来，感觉自己像一个包子。现在，我不仅不再恨自己，还爱上了自己。我几乎找回了以前的身材，衣服的尺码也小了四码。现在，我很喜欢穿衣打扮，每次打扮好之后都会用手机拍照，而以前，我是不会这么做的。

我收获了一种全新的生活方式，并且打算保持下去。我已经不用做治疗了，因为现在，我的身体和心理状态都很好！

第4周

想放弃的时候，
想想为什么开始吧。

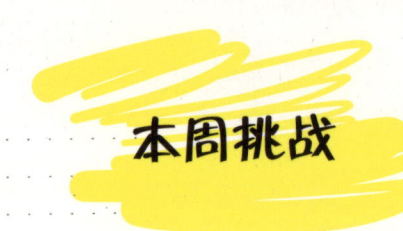

每天至少喝1.5升水！

每天早上都要坚持喝温柠檬水，不要忘了哦。

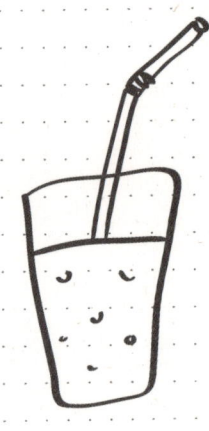

完成挑战

每完成一天的挑战，就将一颗星星涂成你喜欢的颜色。

☆ ☆ ☆ ☆ ☆ ☆ ☆

本周建议

每次吃完饭后都要刷牙，因为刷完牙就不太想吃东西了。再说了，没人愿意一天到晚都在不停地刷牙吧。

第1个月 "激进"之月

本周待办事项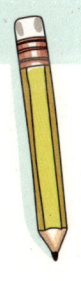

- ☐ 称体重并记录下来。
- ☐ 测量自己身体的各个围度并记录下来。
- ☐ 提前准备好下一周的菜单,并根据准备好的菜单列购物清单。
- ☐ 早上空腹喝一杯泡了半个柠檬的温水。
- ☐ 继续运动。
- ☐ 保持健康的饮食习惯。
- ☐ 每天至少喝1.5升水。
- ☐ 试试"见证裤"。
- ☐ 保持微笑。
- ☐ 每顿饭之后都刷牙。

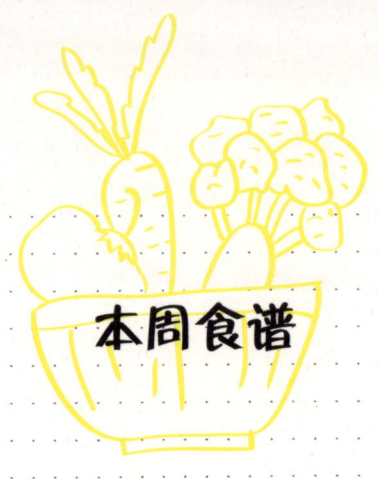

本周食谱

西葫芦饼

1人份

200克西葫芦

1枚鸡蛋

1片火腿

30克碎奶酪

1汤匙玉米淀粉

10毫升半脱脂牛奶

6毫升新鲜奶油

适量盐

适量胡椒

1. 将西葫芦切成丁,然后放入锅里蒸20分钟。
2. 将玉米淀粉溶解在半脱脂牛奶里。
3. 再加入奶油和鸡蛋,搅匀。
4. 然后将火腿切成丝或丁,倒入混合液中。
5. 最后加盐和胡椒,并拌入蒸好的西葫芦。
6. 将调好的混合物装入烤盘,并在上面撒上碎奶酪。
7. 将烤箱预热到210℃。
8. 将装盘的混合物放入烤箱,烤30分钟。

 **热量值**

这道菜的热量值大约为340千卡。

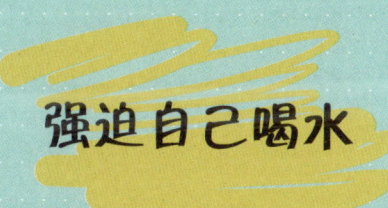

强迫自己喝水

水是平衡饮食的好帮手,每天喝1.5～2升水是应该养成的好习惯。

很多人只在感到口渴的时候才喝水,这是错误的,因为口渴是脱水的信号,而不是需要补水的初始信号。一旦身体脱水,就会头疼。因此,你必须能够"预知"口渴,养成随时喝水的习惯。只要你坚持随时喝水,几周之后就会发现,如果手边没水可以喝,你会感到不自在。

手边不要缺水

多放几杯水,床头、厨房、办公桌上……这样,你就能随时随地看到水并提醒自己该喝水了。出门的时候也可以带一个保温杯或小水壶。另外,吃水果、蔬菜也是摄取水分的一种方法。

不要等待

一想到喝水这件事就马上去做,不要等待,不要想先完成手头上的工作再去喝水,哪怕这个工作几分钟就可以完成。

运动饮水

运动之前、之中、之后都要喝水,这样做还能避免抽筋。

记录

将一天的喝水情况记录下来,这样做能让你直观地看到自己喝水的频率。

让喝水变得有趣

你可以泡一杯茶,或在杯子里插一根漂亮的吸管,这些做法能让你爱上喝水。你还可以隔一段时间设一个闹钟,提醒自己喝水。

设定小目标

给自己设定一些小目标,比如开始工作的时候先喝一杯水。

吃饭前、喝酒前先喝水

饭前喝水能减少食量,防止吃得太多。酒精会让人脱水,喝酒前先喝一杯水能帮你补充水分,避免头疼。

饿了怎么办？

如何战胜饥饿？首先，你要了解饥饿，并能够冷静思考饥饿的原因。

想吃东西时，先问问自己："我是真的饿了还是馋了？"

如果午餐时间你却不想吃饭，而在一堆点心前舍不得离开，那么你是馋了。

如果在两餐之间，你的肚子咕咕叫，说明你的身体在向你发出饥饿信号，你是真的饿了。这时，你可以用健康的方式满足身体的需要，切忌胡吃海喝。

饿了吃什么？

健康地吃饱并不难，请尽量记住下面这6个方法。

1. 正餐要吃饱

吃正餐时，可以多吃一些含淀粉的食物，蔬菜、鱼、肉、蛋也都可以吃一些，这样不仅搭配合理，而且会使你感到满足，不会馋。

2. 问问自己

吃饭之前问自己这个问题："我为什么想吃这个东西？"这样可以帮你弄明白自己是饿了还是馋了。

3. 先喝一大杯水

开吃前，先喝一大杯水。这会让你产生饱腹感，不会胡吃海喝。

4. 别拒绝零食

零食不都是万恶的，只要尽量选择健康的零食就可以。如果你感到饿了，但还没到饭点，那就吃点儿零食吧。你可以随身带一小袋切好的胡萝卜条或一个苹果，这是最健康的零食了。你还可以带些干果和水果干，这些食物还能帮你消除疲劳。

5. 早餐吃点儿高蛋白食物

多吃点儿富含蛋白质的食物（如牛奶和鸡蛋）可以延长你的饱腹感。

6. 消夜

如果你在晚上感到很饿，可以在看电视的时候吃一块巧克力，喝一杯茶。

奖励自己

第一个月就快结束了,你肯定取得了值得庆祝的阶段性胜利吧!下面是一些我能想到的奖励自己的办法,你可以选择一样奖励一下自己。

减肥按摩

减肥按摩不是放松按摩,按摩时有点儿疼。将减肥按摩和饮食平衡、运动结合起来,是一套不错的减肥方法!

放松按摩

放松按摩会让人感到轻松愉快,这是一种真正的奖励,你会感觉非常好的。

运动装备

买一套好看的运动装或一双好看的运动鞋,把自己打扮漂亮再去运动。

运动手表

买一块好看又好用的运动手表,你可以用它记录每天的步数。

电刺激腹肌带

在不运动的时候,穿上电刺激腹肌带,可以随时随地锻炼腹肌,但这需要在保持运动的前提下才有用哦。

搅拌机

你可以用搅拌机制作健康沙冰。

去饭店

你没有看错,偶尔放纵一下,奖励一下自己吧!

你不是一个人在努力,姐妹们会给你打气!

你还有
其他想法吗?

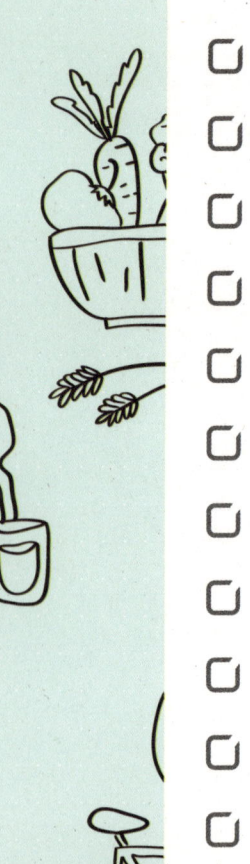
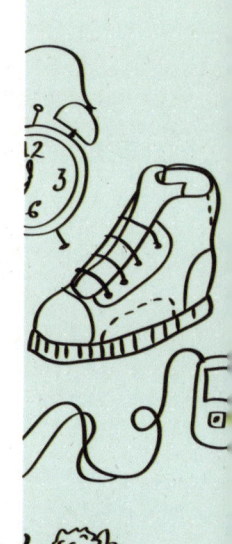
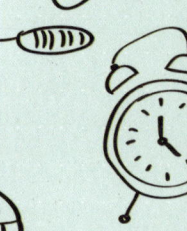
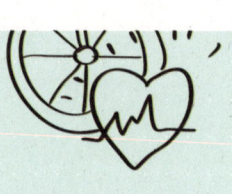
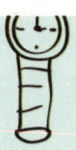
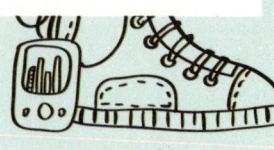
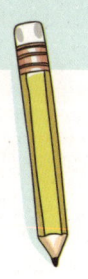

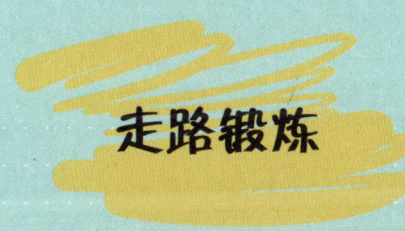

走路锻炼

18～64岁的成年人，每周要进行至少150分钟的中等强度锻炼或75分钟的高强度锻炼，才能保持健康。

走路是最简单的锻炼方式。如果每天走10000步对你来说很困难，那么每天走6000步就可以了。

如何才能在繁忙的日常生活中尽量多走路？下面有一些方法供你参考。

1.去近的地方尽量步行，不要开车。积少成多，你会适应步行的。

2.乘坐公共交通工具时可以提前一站下车。

3.买一个计步器或智能手表，或者用手机记步。

4.先看一下正常情况下自己一天能走多少步，然后逐渐增加，每次增加500步就可以了，不久你就能看到成果。

5.把车停在停车场的尽头，远离入口。多走这几步路不会花太多时间，可这样你每个月能多走好几千米。

6.如果养狗，可以多多遛狗。

7.走路时听音乐或有声书，你会发现时间过得"快"了。

8.跟朋友一起走，边走边聊天。

9.吃完饭后走走路，帮助消化。

10.将走路步数放在每周的目标列表中，如果完成了，就给自己奖励。

11.买个跳舞毯，你可以边看肥皂剧边在跳舞毯上走完今天的步数。

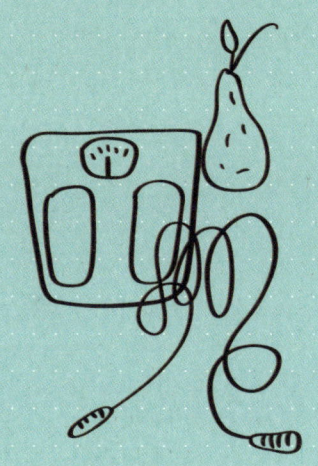

安吉拉的故事

32岁，两个孩子（一个5岁，一个2岁）

动力

2016年年末，我决定开始进行饮食平衡的训练。我这么做没有什么重大原因，只是因为关注了一个博主，了解了饮食平衡这个理念，并且对它非常感兴趣。再加上那时候的我已经很久没有照相了，也很长时间没有买过自己很喜欢的衣服了，所以我想做出一些改变。

我一直觉得自己是其他人眼里的胖姑娘，也一直有些自卑。

2017年1月5日，我开始在网上记录自己的减肥过程，当时我的体重是92千克。我计划用7个月的时间减掉20千克，虽然我觉得7个月肯定不够，但我还是决定坚持下去，试一试。通过记录每一样被我吃进肚子里的食物，我很快就意识到我吃得太多了。我吃了太多面食和脂肪，且从来不忌口，还会把孩子们吃剩的东西也一扫而光。另外，我几乎每周都要吃比萨、汉堡等快餐。总而言之，我的体重不是无缘无故地增加的。

结果

跟着计划走，将每一样食物都记下来，并给它们称重。在这样的坚持下，我的体重降得很快，信心也随之高涨，没有半途而废。我平均每周都能减一千克体重，7个月之后，我减掉了28千克体重。

饮食+运动

很惭愧，在这7个月里，我没做任何运动，一是没有时间，二是害怕展示自己。可7个月之后，我决定再做一个改变。我报名参加了一个舞蹈班，每周跳一个小时。渐渐地，我发现我不会因展示自己而感到害羞了。

我还找到了自己喜欢的健康食谱，其中包括我最爱的零食——白干酪无糖燕麦、冷冻覆盆子、甜叶菊茶、碎桂肉焦糖饼干。

现状

现在，我的身材仿佛回到了上学时的样子。我经常看自己衣服标签上的尺码，用这种方式来提醒自己这不是梦……

是的，我经历了一个重新找回自己的过程，养成了良好的饮食习惯，不过我仍要保持警惕，因为我知道自己太容易被美食诱惑了。

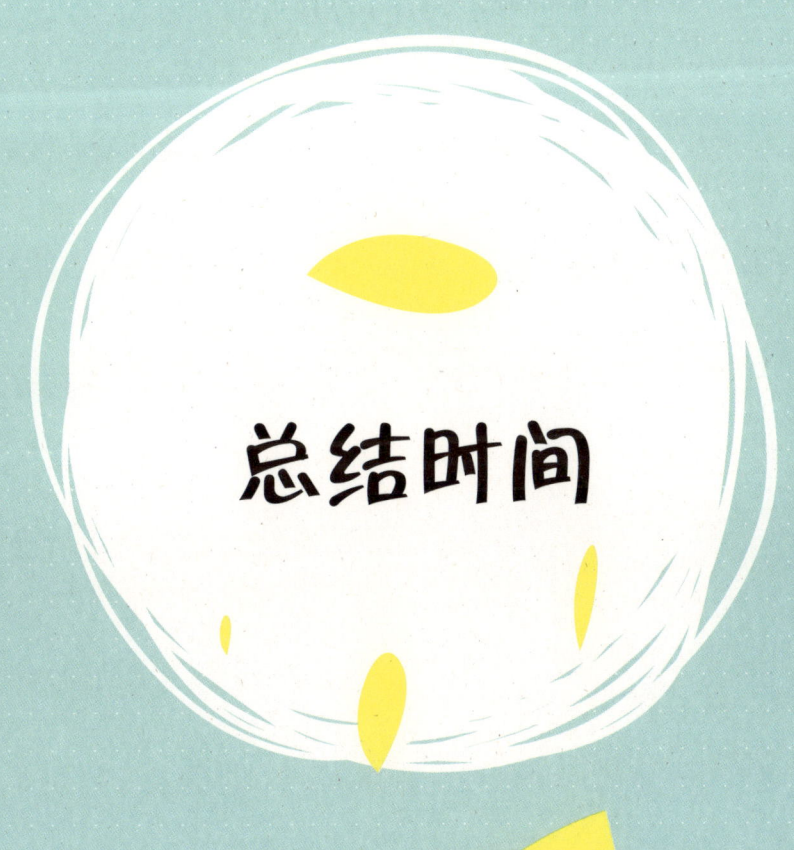

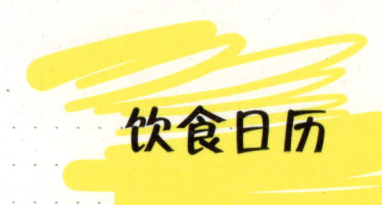

饮食日历

提前规划菜单，做好备注，这能让你了解自己是否从这些食物中得到了满足感！

第一周	早餐	午餐	下午茶	晚餐
周一				
周二				
周三				
周四				
周五				
周六				
周日				

第二周	早餐	午餐	下午茶	晚餐
周一				
周二				
周三				
周四				
周五				
周六				
周日				

第三周	早餐	午餐	下午茶	晚餐
周一				
周二				
周三				
周四				
周五				
周六				
周日				

第四周	早餐	午餐	下午茶	晚餐
周一				
周二				
周三				
周四				
周五				
周六				
周日				

运动日历

记录自己运动的时间、时长和强度，强度可以用1～10来区分。

	第一周	第二周	第三周	第四周
周一				
周二				
周三				
周四				
周五				
周六				
周日				

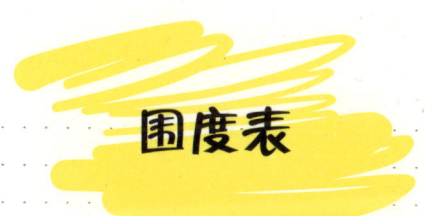

围度表

检查一下,你是否完成了各项挑战呢?有没有效果?如果你坚持了下来,别忘了给自己奖励哟。花点儿时间来完成下面的表格吧,当你想放弃的时候,这些表格会很有用的。

	腰围	臀围	大腿围	大臂围
第一周				
第二周				
第三周				
第四周				

心情表

整体心情满分为5分，0分表示最差，5分表示最好。

	整体心情	开心的时候	骄傲的时候
第一周			
第二周			
第三周			
第四周			

第1个月 "激进"之月

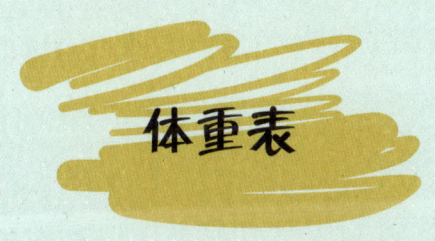
体重表

	体重	减重	累积减重
第一周			
第二周			
第三周			
第四周			

在完成的项目下打"√"。你也可以记录别的项目,来看看这些项目对体重的影响。

	体重	准备菜单	喝柠檬水	喝1.5升水
第一周				
第二周				
第三周				
第四周				

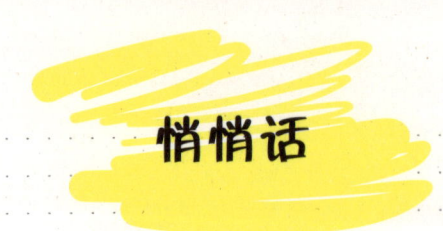

悄悄话

我完成了哪些不可思议的挑战？

本月有什么好玩的事？

本月的运动经历。

本月有什么困难的事？

本月有什么失败的事？

我的奖励。

我最喜欢的菜。

下个月要注意什么？

哪些习惯对我有好处？

第一个月结束时的感觉。

第2个月

"习惯"之月

第二个月开始了，你应该已经对一些事情形成了条件反射。现在，是时候将这些条件反射转化成习惯，并永远保持下去了。

继续第一个月的挑战，多花点儿时间照顾自己，好好休息，平静呼吸，然后想一想应该怎样度过现在这个月。

你的愿望是什么？你需要什么？上个月你遇到了什么困难？积极改变，什么时候都不算晚。

加油，再来一次吧！

第5周

相信梦想，梦想可能成真。

相信自己，梦想必定成真。

本周挑战

每天至少睡7小时!

如果一下子做不到,你可以每天提前20~30分钟睡觉,直到达到睡眠目标。当然,如果你能睡8小时,那是最好的。

完成挑战

每完成一天的挑战,就将一颗星星涂成你喜欢的颜色。

本周建议

将房间的温度调低几度。较低的温度会让身体消耗更多热量,也会使睡眠质量更好!

本周待办事项

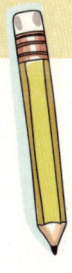

- ☐ 称体重并记录下来。
- ☐ 测量自己身体的各个围度并记录下来。
- ☐ 将应季的水果蔬菜编入菜单,并根据准备好的菜单列购物清单。
- ☐ 早上空腹喝一杯泡了半个柠檬的温水。
- ☐ 参加运动课程。
- ☐ 保持健康的饮食习惯,不吃零食。
- ☐ 每天至少喝1.5升水。
- ☐ 试试"见证裤"。
- ☐ 每顿饭之后都刷牙。
- ☐ 给自己一点儿奖励。
- ☐ 每天晚上提前半小时睡觉。
- ☐ 晚上,把房间的温度调低几度。

应季水果蔬菜

　　了解应季的水果蔬菜是健康饮食的重要一环,你可以将这些应季水果蔬菜当作给自己的奖励!

1月

　　菠萝、甘蔗、砂糖橘、白菜、菠菜、彩椒、胡萝卜、小白菜、荠菜、平菇、蒜黄、香菇、杏鲍菇、紫菜等。

2月

　　甘蔗、柠檬、圣女果、白菜、彩椒、春笋、胡萝卜、韭菜、荠菜、平菇、蒜黄、香菇、紫菜等。

3月

　　柠檬、枇杷、圣女果、荸荠、彩椒、春笋、胡萝卜、韭菜、小白菜、荠菜、芦笋、平菇、蒜黄、香菇、香椿等。

4月

　　菠萝、火龙果、枇杷、圣女果、菠菜、荸荠、彩椒、春笋、茶树菇、大葱、韭菜、西蓝花、黄豆芽、荠菜、空心菜、芦笋、绿豆芽、平菇、青萝卜、蒜黄、茼蒿、莴苣、香菇、香椿、蟹味菇等。

5月

　　菠萝、草莓、火龙果、荔枝、枇杷、桑葚、山竹、樱桃、莲雾、白萝卜、菠菜、彩椒、春笋、茶树菇、大葱、韭菜、西蓝花、圆白菜、洋葱、油菜、茴香、海带、黄豆芽、荠菜、苦瓜、空心菜、绿豆芽、平菇、青萝卜、生菜等。

6月

　　菠萝、草莓、黑莓、火龙果、蓝莓、荔枝、榴梿、桑葚、桃、山竹、杏、西瓜、香瓜、樱桃、杨梅、椰子、释迦、莲雾、红毛丹、树莓、白萝卜、菠菜、彩椒、茶树菇、豆角、大葱、大蒜、黄瓜、茄子、土豆、西红柿、圆白菜、洋葱、油菜、茴香、海带、黄豆芽、尖椒、茭白、芥蓝、空心菜、绿豆芽、青萝卜等。

7月

　　苹果、菠萝、草莓、黑莓、火龙果、哈密瓜、龙眼、蓝莓、李子、荔枝、榴梿、杧果、蟠桃、桃、山竹、杏、西瓜、香瓜、油桃、杨梅、阳桃、椰子、释迦、莲雾、红毛丹、树莓、黑布林、白菜、菠菜、彩椒、茶树菇、豆角、大葱、大蒜、黄瓜、南瓜、茄子、土豆、西红柿、圆白菜、洋葱、猴头菇、海带、黄豆芽、尖椒、茭白、芥蓝、苦瓜、空心菜、苦菊、菱角、绿豆芽、青萝卜等。

8月

苹果、百香果、黄桃、火龙果、哈密瓜、龙眼、蓝莓、李子、荔枝、榴梿、猕猴桃、木瓜、杧果、葡萄、蟠桃、青提、桃、山竹、无花果、西瓜、油桃、杨梅、阳桃、椰子、释迦、牛油果、莲雾、红毛丹、黑布林、西梅、白菜、菠菜、豆角、冬瓜、大葱、大蒜、黄瓜、红薯、南瓜、茄子、圆白菜、猴头菇、海带、黄豆芽、尖椒、茭白、荠菜、芥蓝、苦瓜、苦菊、口蘑、菱角、绿豆芽、青萝卜、芹菜等。

9月

苹果、百香果、红提、黄桃、海棠果、火龙果、哈密瓜、龙眼、蓝莓、李子、蜜柑、猕猴桃、木瓜、杧果、葡萄、蟠桃、青提、柿子、山竹、石榴、无花果、西柚、梨、西瓜、阳桃、枣、人参果、释迦、牛油果、蔓越莓、菠菜、菜花、豆角、冬瓜、大辣椒、大蒜、红薯、南瓜、圆白菜、油菜、猴头菇、茴香、海带、黄豆芽、尖椒、茭白、荠菜、芥蓝、

芥菜、苦瓜、口蘑、莲藕、菱角、绿豆芽、青萝卜、芹菜等。

10月

苹果、菠萝、百香果、橄榄、红提、海棠果、火龙果、金橘、橘子、蜜柑、猕猴桃、木瓜、葡萄、脐橙、柿子、山楂、石榴、无花果、西柚、香梨、梨、香蕉、柚子、枣、人参果、释迦、番石榴、蔓越莓、白菜、菠菜、百合、菜花、豆角、冬瓜、大辣椒、大蒜、胡萝卜、红薯、姜、木耳、南瓜、土豆、西蓝花、圆白菜、油菜、茴香、黄豆芽、尖椒、茭白、荠菜、芥蓝、芥菜、苦瓜、口蘑、莲藕、绿豆芽、魔芋、青萝卜、芹菜等。

11月

苹果、菠萝、橄榄、甘蔗、海棠果、火龙果、金橘、罗汉果、橘子、脐橙、山楂、香蕉、柚子、枣、人参果、释迦、番石榴、蔓越莓、白菜、菠菜、百合、胡萝卜、红薯、姜、木耳、土豆、西蓝花、圆白菜、尖椒、金针菇、荠菜等。

12月

菠萝、橄榄、甘蔗、罗汉果、橘子、砂糖橘、香蕉、番石榴、菠菜、胡萝卜、红薯、土豆、金针菇、荠菜、平菇等。

睡个好觉

睡得越少越容易饿，越会囤积脂肪。可以这么说，会睡觉的人才会健康地吃饭。

除了对饮食的影响，睡眠还会影响人的心情。睡得越少，心情就越差，精神就越萎靡，人就越不想运动。

下面有几条可以让你睡得好一点儿的建议。

1. 晚上少吃点儿，吃完东西至少两小时后再睡觉。
2. 睡前不要吃糖，这样可以防止身体储存的能量过剩。
3. 睡前喝一点儿花茶，但不要喝得太多，免得起夜。
4. 睡前洗澡，让自己充分放松，但洗澡水不要太热。
5. 卸妆。这看起来没什么可说的，但是有很多人懒得去做。我们可以边卸妆边想想第二天要做什么。卸妆后，还要清洁皮肤，给皮肤充分补水。
6. 读几页好书，几页就可以，然后躺下，睡觉。
7. 练习深呼吸，试着进入冥想状态。
8. 不要把暖气开得太大，卧室温度不要太高。
9. 躺在床上时想一想：
   （1）今天都做了什么？
   （2）明天要做什么？

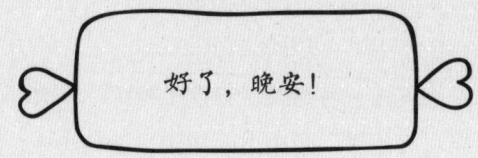

好了，晚安！

要不要选择低脂食品？

不知道你是否注意到，一个多月以来，当我说到食谱与饮食的时候，并没有说一定要选择低脂食品。

低脂食品确实在我实现饮食平衡的过程中起到了一定的作用，可这并不意味着它们就一定有用，只有真正了解食材才是最重要的。

低脂食品的优点

当你处在减肥阶段时，可以选择低脂食品，比如特定的酸奶、白奶酪、苏打水等。吃低脂食品对减肥是有帮助的，你的身体也会慢慢地适应这些食品。

低脂食品的缺点

在口味方面，低脂食品与普通食品的味道是不同的，比如低脂奶酪或奶油。

另外，还有一些低脂食品是你要小心的，比如低脂蛋糕。这种蛋糕的脂肪含量很低，但糖的含量并不低。

你还要注意，低脂并不代表没有热量，也不代表可以无节制地吃。

长远来看，选择低脂食品并不是减肥时必须遵守的准则。对你来说，最重要的是能够开心地吃东西，并在开心的前提下保持饮食平衡，对吗？

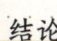

结论

是否选择低脂食品主要取决于你自己。低脂食品在减肥阶段是一个不错的选择，但一旦实现了自己的目标，并且稳定了下来，更重要的就是要能够合理地将某些非低脂食品纳入你的日常饮食！

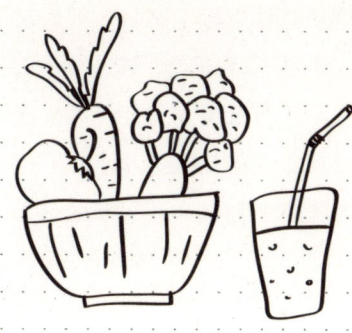

你做到平衡了吗？

我们都希望能保持良好的状态，但有时候，我们更希望想做什么就做什么。

最好的朋友，最大的敌人

如果体重秤显示你的体重下降了，或是显示你的体重保持在目标体重上，没变化，那么它就是你最好的朋友。

相反，如果你一直在努力，而体重秤显示你的体重没有任何变化甚至还上升了，它就变成了你最大的敌人。

你真的要被体重秤牵着鼻子走吗？

不！如果你得到了好消息，请微笑并奖励自己；如果没有得到好消息，没关系，不要气馁。

不可靠的朋友

为什么体重秤不可靠？因为它"厌倦"了你的践踏和侮辱，这是唯一的原因！

我不是开玩笑。当你过度关注体重时，会发现体重并不像你希望的那样有规律地、快速地变化。即使你知道体重不是衡量减肥成果的唯一标准，可当你过度关注体重而又没有得到想要的结果时，体重秤便成了你撒气的工具了。

因此，体重秤会搞"恶作剧"，让你抓狂。

你有没有密切关注过自己的饮食？有没有努力地运动？有没有觉得牛仔裤不像以前那么紧了？当你有这些感觉时，体重秤却显示你重了1千克，好像在"嘲笑"你。这时，别理它，你要相信你的感觉没有错。体重增加可能是因为肌肉增加了，这说明你的身材变好了。

那你应该关注什么呢？是自己的感受。请你想一想，是体重秤上的数字变化更让你高兴，还是当你穿上以前根本塞不进去的晚礼服时更高兴？

结论

如果你不只是关注体重，体重秤就是你忠实的好朋友。

有氧运动

在第一个月里,你开始运动,并发现了适合自己的运动。你已经能做平板支撑了,也已经能做到每天尽量多走路了。

在第二个月里,我将设定一些新的运动目标,让你运动、流汗、锻炼肌肉和意志力。这是个不错的想法,对吗?

如果你的目标是减肥,那么你将不得不尽量多地做有氧运动。

下面是一些不用器械就能在家做的有氧运动。

快步走

如果家里没有跳舞毯,你可以爬10~20分钟的楼梯,这可以让你流汗,但不要让自己累到喘不过气来,只要按照自己的节奏锻炼就可以了。

高抬腿

提起一条腿,膝盖垂直向上,抬得越高越好,然后交换腿,交换得越快越好。每组做20~60秒,多做几组。每组之间要喝点儿水,给自己喘口气的时间。

开合跳

如下面两张照片。开始时,双腿并拢、站稳,双臂垂放。跳跃时双腿分开,抬手至头顶,双手相触。你能跳得再快一点儿吗?

按时做有氧运动,让自己坚持的时间越来越长。只要努力,至少早上快迟到的时候就能快跑几步,不会像老人那样气喘吁吁了。

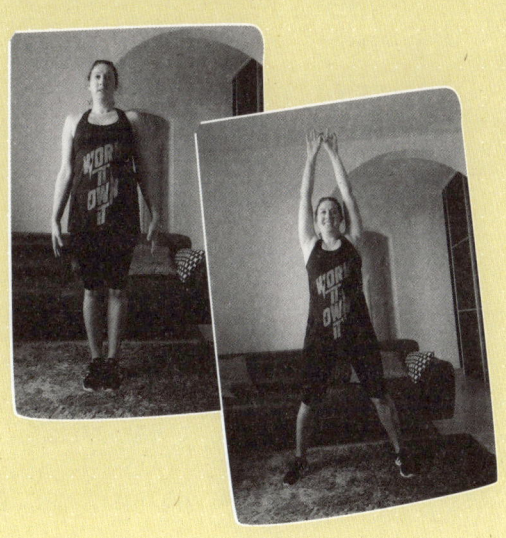

卡莉娜的故事

34岁，一个孩子（4岁）

动力

我在卡塔尔生活了三年，怀孕后回到法国。哺乳期之后，我的体重增加了25千克。

有一天，我的儿子在停车场里跑得没影了，我追不上他。幸运的是，我们住在一个小村庄，停车场里人很少，车也很少，可如果这件事情发生在别的地方……我感到内疚，感觉糟透了。我对自己生气，并对自己说："你得恢复身材！"

当时，我已经不再做任何运动了，饮食习惯也不好。为了方便快捷，我会吃很多经过深加工的食品。

我想减肥，想减掉20千克。我特别想让自己感觉好一些，并且能够勇敢地按照自己的想法来打扮自己。

我通过一个名叫"体重的秘密"的手机应用来计算食物的热量，开始平衡自己的饮食。

饮食+运动

我把糖果都扔掉了，并决定再也不吃零食了。我还开始用小盘子吃饭，减少饭量。另外，每隔15天，我会称一次体重。后来，我又慢慢增加了运动量。

现状

现在，我感觉好多了，我的老公终于得到我的同意，在家里装上了一面全身镜。以前我是不同意的，因为我不想看到自己臃肿的身体。现在的我还能跟儿子玩很长时间，一起跑跑跳跳，而且不会喘不过气来。

我已经实现了自己的目标！因此，我每个月都会吃一两次能让自己感到满足的快餐，作为给自己的奖励。虽然我已经达到了目标体重，并且很稳定，但仍然要避免重蹈覆辙，我要保持下去！

第6周

相信自己
就等于成功了一半。

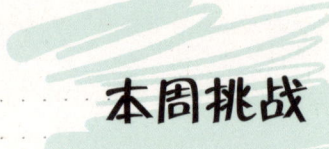

本周挑战

每天做一件让自己变美的事!

把不穿的鞋子扔掉;
换个发型;
买条裙子;
做个美甲……

照照镜子,试着站在别人的角度看看自己。
然后告诉自己:"我很漂亮!"

完成挑战

每完成一天的挑战,就将一颗星涂成你喜欢的颜色。

☆ ☆ ☆ ☆ ☆ ☆ ☆

本周建议
涂口红不仅能让你感觉自己很漂亮,还能防止你乱吃零食。

第2个月 "习惯"之月

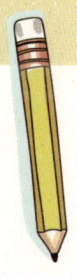

本周待办事项

- ☐ 称体重并记录下来。
- ☐ 测量自己身体的各个围度并记录下来。
- ☐ 早上空腹喝一杯泡了半个柠檬的温水。
- ☐ 保持健康的饮食。
- ☐ 每天至少喝1.5升水。
- ☐ 试试"见证裤"。
- ☐ 每顿饭之后都刷牙。
- ☐ 每天晚上提前半小时睡觉。
- ☐ 做有氧运动。
- ☐ 每天做一件让自己变美的事。
- ☐ 涂口红。

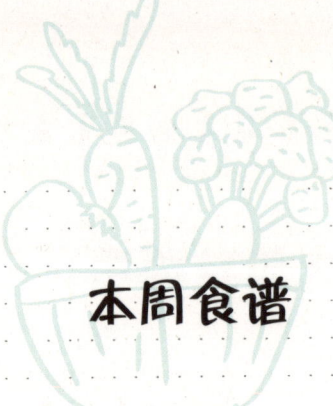

本周食谱

亚洲虾汤

1人份

适量芫荽

两根胡萝卜

1根青萝卜

120克虾肉

100克大豆面条

1勺粗盐

1份蔬菜汤

少量姜粉

1. 在水中加入粗盐,将水煮开。
2. 将胡萝卜和青萝卜切丁,水开之后同蔬菜汤、姜粉、芫荽一起放入锅中。
3. 再次煮开后关火,让食材在汤中浸泡15分钟。
4. 加入大豆面条和虾肉,再煮8~10分钟。

实现目标的 10个方法

1. 用一切能想到的办法鼓励自己。

2. 退缩时，问问自己为什么开始。

3. 设定能实现的目标。

4. 制订不太苛刻的食谱。

5. 多喝水。

6. 想象未来的自己。

7. 充分预计现实偏差，做好没有达到目标的准备。

8. 给自己奖励。

9. 不要过度关注体重。

10. 吃你爱吃的东西。

工作午餐

在家准备量少又有营养的饭菜当作工作午餐，比在外面吃好很多。工作时，人们很容易被食堂的精美菜单或周边的小餐馆吸引，从而吃得过多或过于油腻。下面是一些能让你轻而易举地解决工作午餐的方法。

1. 如果工作的地方有员工餐厅，千万不要太关注甜点，尽量吃做法简单的菜。

2. 用米或面等主食代替薯条，把蔬菜的量加倍。

3. 如果有可能，提前一天准备好第二天的午餐，量要足够，这样可以防止下午因饥饿而吃太多零食。晚饭可以多做一点儿，这样第二天的午餐就有着落了。

4. 饭前一小时吃一个苹果，特别是在你计划去餐厅或外面吃午餐的时候。

5. 与其吃三明治，不如选择一份有酱汁的蔬菜沙拉。

6. 如果你真的想吃三明治，可以自己做。将火腿或金枪鱼夹在面包中，最好用自己做的全麦面包，千万不要加蛋黄酱！吃完三明治后再吃个水果就可以了。

7. 带点儿自己做的汤作为开胃菜。

8. 买个格子比较多的便当盒，在每个格子里放不同的食物，这样可以使午餐既漂亮又丰富。

9. 时不时地去一次饭店，算是给自己的奖励，好的心态也是至关重要的！

平衡饮食的秘诀

知道和行动是两码事。在这三个月的中间时段,我们必须再复习一下之前讲过的饮食平衡的秘诀。

秘诀1 相信自己

体重秤上的数字并不总是准确的,你要相信自己会成功。你是一名战士!

秘诀2 循序渐进

冰冻三尺非一日之寒。拥有梦寐以求的身材,改变饮食习惯,养成运动习惯,这些都需要时间。在摸索的过程中,你可能会走弯路,但也会有进步。平衡饮食的目的不是短暂地减重,而是养成一种好的生活习惯,一种更健康的生活方式。这也是你给自己的一个机会。

秘诀3 与人分享

当然,我相信你有足够的力量独自完成这次挑战,但与人分享会让你有更大的动力。分享就是向别人展示你在做什么,也许还能让他们和你一起踏上这趟"冒险之旅"。

秘诀4 爱

当你去爱的时候,一切都变得简单了。爱就是爱你吃的东西,爱你做的运动,爱你自己。考虑到你为自己所做的一切,相信我,你会忍不住爱上自己的。

秘诀5 没有秘诀

如果人们问你减肥的秘诀是什么,那么请告诉他们,也告诉你自己,根本就没有所谓的秘诀。坚持就是胜利,这才是真正的行之有效的方法!

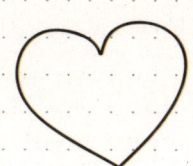

无器械运动

每周至少锻炼2~3次,当然,多几次更好!

你是不是想在家里运动却没有运动器械?不要紧,我有一些无器械运动的方案,供你参考。

开始之前,一定要用有氧运动热身。

准备好了吗?开始!

哑铃侧平举

你可以用瓶装水或牛奶等任何你能想到的物品代替哑铃,物品的重量可以从500克开始,逐渐增加到2千克。

练习时,模仿鸟飞翔的动作。双手各拿一个瓶子,双臂放在身体两侧,然后侧平举。注意不要举得太高。每组10次,做4组。

臀桥

如果没有瑜伽垫,就用一条大浴巾代替。练习时,平躺在垫子上,眼睛看着天花板,屈膝,双脚踩地,然后缓缓抬高胸部,抬至下巴和胸之间的空间够放一瓶水,然后缓缓放下胸部。每组30次,做4组。

深蹲

双脚分开与肩同宽,站好,背部挺直,慢慢下蹲,像坐下一样,臀部向后、向下移动,膝盖尽量保持在原位,不要向前。蹲到大腿与地面平行后,再慢慢站起来。每组10次,做4组。

波比跳

这个名字很可爱,但别被名字骗了,做这个动作简直是一种折磨!练习时,先用双手撑地做平板支撑,然后向前跳,同时站起来、双手在头顶击掌。之后再恢复平板支撑的动作,要快!每组10次,做4组。

做完后花点儿时间好好放松一下。放松时,先坐下来,双手抱头,上身前屈,伸展背部。然后慢慢坐直,双手向上举,上身再前屈,用双手抓双脚,膝盖尽量并拢,伸展双腿。

赛琳的故事

32岁，两个孩子（一个6岁，一个5岁）

动力

在很长一段时间里，我都处于超重状态。有一次，我参加了一个朋友的婚礼，其他朋友都打扮得很漂亮，她们身材苗条，穿着考究，这让我很自卑。

我以前从未试过减肥，且在过去的两年里，尽管什么都吃，我还轻了1千克。站在体重秤上，我告诉自己，如果能再注意一点儿，也许我能减掉更多体重。

除了工作时必要的走路，我根本不运动，平时也是想吃什么就吃什么，虽然也包括很多水果和蔬菜。我想我最大的问题是爱喝开胃酒，并喜欢在周末吃一顿丰盛的晚餐。

我的目标是在两个月后，参加另一位朋友的婚礼之前，尽量多地减体重。我没有设定目标体重，因为我不了解自己的能力，还处在对自己半信半疑的状态里。我从网络上了解到平衡饮食这个方法，然后开始了这次减肥之旅。

结果

第一周，我减掉了1千克多一点儿的体重。我没想到，就是这么一点儿体重，在我穿上"见证裤"时效果却是那么明显，于是我充满了希望。

一个月后，减重效果更明显了，这使我干劲儿十足，这些效果成了我继续前进的动力，足够让我去改变、调整我的食谱。慢慢地，我能够自觉地做到，如果午餐吃得太多，晚上就只吃清淡的沙拉。

饮食+运动

想吃东西的时候，我会吃些水果，再喝杯茶。事实上，在减肥的这段时间里，我有一种从未吃过这么多东西的感觉。

晚上看电视的时候，我会给自己准备一碗甜瓜或葡萄；想吃零食的时候，我会吃一块饼干。这些都比吃一块巧克力健康得多。

至于运动，我从来都不是很喜欢运动。一开始，我觉得只改变饮食习惯就行了。可当我很快爱上了自己的"新"身体之后，便想要得到更多。

我开始骑自行车，一周一次，每次大约骑45分钟。我从第一周的周日开始锻炼，并每周增加一次。等到了冬天，我打算用游泳来代替骑自行车。

现状

这次挑战之后，我做了一件这么多年来第一次愿意做的事——对着镜子看自己超过30秒。我发现自己很苗条，也很好看。我希望再减几千克体重，并给自己设定了目标体重——60千克。另外，我想针对我的大腿进行专门的锻炼。

我会慢慢来的，我知道随着冬天的到来，运动会变得更加困难，但我打算坚持下去！

第7周

每一个困难，

都是下一个进步的契机。

本周挑战

每周只称一次体重！

每天称体重就好像每天检查自己头发长了多少一样，毫无意义。

我们体内的水分是在不停变化的，虽然变化不大，但是一直在波动，这种波动会影响体重。如果你过度关注体重，也许会很沮丧。

完成挑战

每完成一天的挑战，就将一颗星星涂成你喜欢的颜色。

本周建议

远离每天称体重给你带来的压力，没有负担地穿上运动鞋吧。

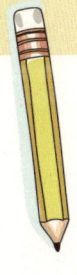

本周待办事项

- ☐ 称体重并记录下来。一次,就称一次!
- ☐ 测量自己身体的各个围度并记录下来。
- ☐ 根据准备好的菜单列购物清单。
- ☐ 早上空腹喝一杯泡了半个柠檬的温水。
- ☐ 保持健康的饮食习惯。
- ☐ 每天至少喝1.5升水。
- ☐ 每顿饭之后都刷牙。
- ☐ 每天晚上提前半小时睡觉。
- ☐ 每天做一件让自己变美的事。
- ☐ 涂口红。
- ☐ 做无器械运动。
- ☐ 照镜子,关注自己的变化。
- ☐ 尝试两道新菜。

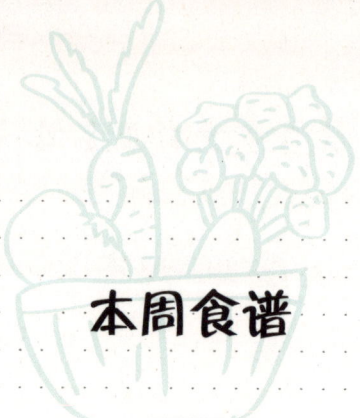

本周食谱

低脂三明治

做低脂三明治，要选择全麦面包，还要加上足够的蔬菜。

火鸡羊乳酪三明治

食材：全麦面包、鸡胸肉肉片、适合做沙拉的蔬菜菜叶、西红柿片、羊乳酪。

鲑鱼黄瓜三明治

食材：全麦面包、熏鲑鱼、黄瓜片、芝士酱。

肉松牛肉干三明治

食材：全麦面包、牛肉干、肉松、适合做沙拉的蔬菜菜叶、奶酪、切成条的泡菜、小洋葱。

你还可以多带一些蔬菜水果，比如胡萝卜条、圣女果、小萝卜、黄瓜片等。
至于饭后甜点，用乳酪白葡萄酒或酸奶代替就可以了，它们也会给你甜甜的感觉。

悠悠球效应

悠悠球效应指当你连续几天或几周严格控制饮食，几乎快变成食草动物时，却发现体重增加了。

如果碰到这种情况，你肯定要抑郁了。这就是为什么从一开始，我就一直在说饮食平衡不同于节食，它是一种习惯，而不是短期效果的原因！

如果你意识到自己可能面临悠悠球效应，不要着急，还有时间调整。

如果你对右面这些问题的回答是肯定的，那你可能会面临悠悠球效应，请做好准备。要知道，平衡饮食不是让你饿着肚子看着体重秤上数字的变化。

慢慢来，耐心地承受"痛苦"，你减掉的每一千克体重最终都将永远消失！

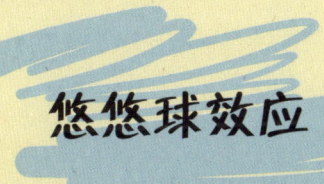

回答这些问题，看看你的"悠悠球"会不会来。

☐ 白天经常感到饿。

☐ 感到现在比开始平衡饮食时累。

☐ 更容易发脾气了。

☐ 自本月月初以来，没有遇到过让自己开心的事情。

☐ 一天称好几次体重。

☐ 拒绝体重秤上最微小的变化，哪怕是0.01千克。

平衡盘餐

周五晚上，在忙碌了一周之后，人们只有一个想法——躺在沙发上看电视。这就是盘餐出现的原因。盘餐很实用，你可以将自己想吃的东西全部放到一个盘子里，不用把时间花在厨房里和餐桌上。

只是，该如何平衡盘中的食物呢？

这就需要你多花点儿时间来准备了。

一边看电视一边吃东西时，大脑会被电视节目迷住，完全忘记吃了什么。

好比一个坐在电视机前的孩子，只会张开嘴，把别人递过来的食物吃进去，完全不关注周围的人和自己吃了什么。大脑也一样，它会忘记给你传递吃饱的信号，因为它正在忙着做别的事。

所以你必须在看电视之前将要吃的食物准备好。

准备一顿平衡盘餐

把可以一口吃一个的小蔬菜（比如小萝卜）当作开胃菜，但不要准备太多。然后再准备一些蔬菜作为正餐，甜点则用水果沙拉代替。

准备好后，把所有的食物放在一个盘子里，之后就再也不要回到厨房了！边看电视边吃盘子里的食物吧。当然，那些爆米花和巧克力就算了。

最后，不要忘记基本的饮食规则：多喝水、慢慢咀嚼、多花点儿时间。

好了，现在你就可以毫不内疚地看电视了。

没有失败

我们经常会说一句话,尤其是在刚开始的时候——该死的,又犯错了。

该死的,我吃了一块巧克力蛋糕。

该死的,我要去吃快餐。

该死的,今晚我要吃肉了。

…………

然而,你要知道,没有什么事是一定会被搞砸的!

你做错了吗?

你爱上咸黄油软糖了吗?

你是不是一口气吃了一整盒冰激凌?

你是否在锻炼后去了比萨店?

该死的,你在餐后吃了提拉米苏?

如果错误已经发生,那就不要过多地担心了。你只需要记住,做错的事以后就不要再做了,这样就可以了。让蔬菜来帮你停止自我谴责吧。把蔬菜切成块,做成汤,吃下去。不要感到内疚,内疚会让你变得很沉重。

相反,你要像念咒语一样重复这句话:"没有什么事是糟糕的,没有什么事永远是错的。"

把"该死的"事变成积极的事,将自己的想法转变成"好了,来止损吧",这就可以了。

这将使你不再感到内疚,并立即回到正轨。

> 如果你在犯错后马上选择了正确的道路,错误就不会再发生了!你看,没有什么事是一定会被搞砸的!

瑜伽的好处

说实话，第一次练瑜伽的时候，我一直在抑制大笑的冲动。五分钟后，我便离开了房间。我和瑜伽仿佛是在一个错误的时间相遇了。后来，我年龄大了一些，便决定再试一次。

这一次，我尝试了运动瑜伽。我不知道是我变得需要瑜伽了，还是建议我重新尝试瑜伽的朋友对我产生了积极的影响，总之我发现瑜伽还是很有意思的。

瑜伽既是放松和冥想的方法，也是真正的运动。

通过放松与冥想，你能更关注自己的身体，使自己不再过度关注食物。

练习瑜伽会给你带来真正平和的心态，消除压力和欲望。

瑜伽能锻炼到不常用的肌肉，又非常轻柔，不会造成严重的损伤。

瑜伽能提高专注力，让你学会耐心和专心。

和其他运动一样，你必须养成练习瑜伽的习惯。我喜欢在早餐前或晚上练习。

找一种适合自己的瑜伽，拥有一本讲得透彻的瑜伽书或手机应用，或者跟随教练来练习瑜伽吧。

瑜伽最大的优点是适合绝大多数人，不管你是否擅长运动，身体是否灵活。每个人都有自己的节奏，只要你按照自己的节奏有计划地练习，很快就会取得进步。

你掌握的瑜伽体式和呼吸方法越多，练习时的感觉就越好。

还等什么，开始练习瑜伽吧！

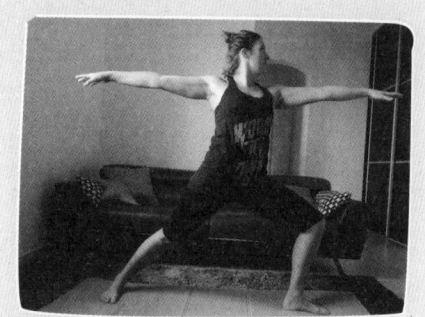

艾米莉的故事

32岁，两个孩子（一个6岁，一个3岁）

动力

2017年2月19日，我经历了人生中第一次焦虑症的发作。那时，我感觉很不好，我的老公不得不带我去急诊室。

以前的我烟不离手，什么都吃，对巧克力和肉类更是偏爱。我也不爱运动，连50米都跑不下来。

那天晚上，从医院回到家后，我便决定戒烟，并和一位营养师朋友约好了时间，请他帮我规划饮食，还要带我去健身房运动。

那时，我的目标是找到一种健康的生活方式，并在4个月内减掉5千克体重和8厘米腰围。于是，我在营养师朋友的帮助下开始了饮食平衡的计划。

结果

我的饮食平衡计划一开始执行起来是很困难的，因为我不能消除饥饿感。同时，虽然体重秤上的数字一降再降，但我几乎看不出自己瘦了。

经过长时间与饥饿感的斗争，我才终于能够掌控一切。

我想告诉你们，如果你从一开始就认为一件事是很困难的，那么就剥夺了自己成功的机会。你必须相信自己！

饮食+运动

我每周都会测量自己的大臂围、胸围、腰围、臀围和大腿围，因为这样可以让我更直观地看到减肥的效果。尤其是到了减肥后期，体重秤上的数字其实已经没有多大的意义了，只有围度下降才能让我兴奋！

我对饮食量的要求非常精确。每天上午10点，我会吃28克杏仁，不是27克，也不是29克，而是28克！这些杏仁能减少我的饥饿感，防止我在午餐时冲到餐厅里猛吃糕点！

我还去健身房运动，每周3次，每次1小时。我请了一位教练，他陪伴我一起运动，也指导我做各种训练，包括30~40分钟的有氧运动和20~30分钟的肌肉力量训练。

现状

我一共减掉了10千克体重，衣服尺寸也小了两码，腰围减小了15厘米。

现在，我仍在坚持，因为我知道了生活中没有什么是可以不劳而获的。

在工作的时候，我会非常注意饮食，而在周末，我会稍微放纵一下，不给自己太多限制。

我的计划仍在继续，我还为自己设定了新的目标——完成半程马拉松。

值得一提的是，我第一次和私人教练一起运动的时候，在跑步机上只跑了5分钟就开始呕吐。而现在，6个月后，我能轻松地跑完10千米，并且感到非常舒服！我真的为自己骄傲。

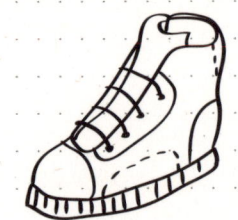

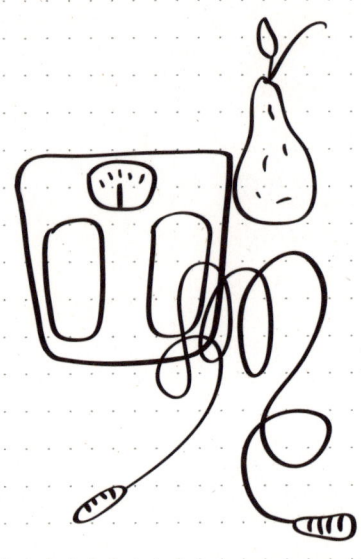

第8周

障碍就是

当你偏离目标时，

看到的吓人的东西。

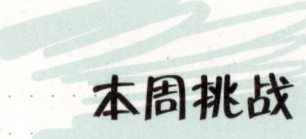

本周挑战

不吃经过深加工的食品!

也许你已经习惯了吃这类食品,因此意识不到这类食品是不好的。经过深加工的食品中含有大量添加剂、调味剂,它们不是天然食物,自然是不健康的。

经过深加工的食品有袋装切片面包、零食蛋糕、酱料、膨化食品等。

如果一下子远离这些食品很困难,你可以试着每天远离一样。

完成挑战

每完成一天的挑战,就将一颗星星涂成你喜欢的颜色。

☆ ☆ ☆ ☆ ☆ ☆ ☆

本周建议

打扫厨房、做指甲、放松5分钟……让你的大脑忙碌起来,忘记零食!

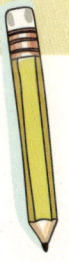

本周待办事项

- ☐ 称体重并记录下来。一次,就称一次!
- ☐ 测量自己身体的各个围度并记录下来。
- ☐ 根据准备好的菜单列出购物清单。
- ☐ 早上空腹喝一杯泡了半个柠檬的温水。
- ☐ 保持健康的饮食习惯。
- ☐ 每天至少喝1.5升水。
- ☐ 每顿饭之后都刷牙。
- ☐ 每天晚上提前半小时睡觉。
- ☐ 每天做一件让自己变美的事。
- ☐ 涂口红。
- ☐ 做无器械运动。
- ☐ 尝试瑜伽。
- ☐ 远离至少一样经过深加工的食品。

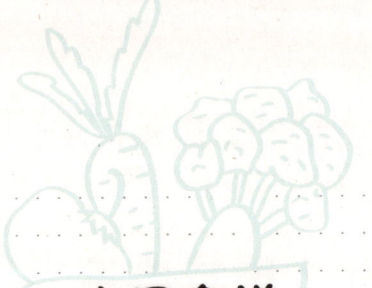

本周食谱

咸甜沙拉

5~8粒樱桃番茄　　　　　30克干酪

4汤匙玉米粒　　　　　　100克烤鸡排

1根黄瓜　　　　　　　　少量胡椒

3片菠萝　　　　　　　　少量大蒜

1块西瓜　　　　　　　　少量香草

30克面包丁

将上述食材放在一起，拌匀就可以了。

这道沙拉是一道很棒的夏日菜肴。你要严格控制面包丁、玉米粒和干酪的用量，其他食材的用量可以根据自己的喜好来定。

另外，最好做得清淡点儿，不要用太浓的酱汁。

鲜虾柚子沙拉：

将100克鲜虾肉（熟）、半个鳄梨（切块）、半个柚子（切块）和少量红辣椒（切丁）混合拌匀，还可以加1茶匙酱汁。

挨饿不是好主意

别天真了,人是需要能量的。如果有一天,你决定通过限制能量的摄入来减肥,那我一定要说:"朋友,这真的不是一个好主意!"

挨饿时,身体会发出信号:"嘿,我要进入节能模式了!"大脑会回应:"好!"于是,身体会储存更多的能量来应对饥饿状态。

挨饿还很考验你的意志力。当你忍不住时,就很有可能沉迷于花生酱。

挨饿会改变你的生物钟,甚至会使生物钟紊乱,大脑也会失去指挥能力,不知道现在是该吃饭还是不该吃饭。

挨饿的时候,你的胃会一直咕噜咕噜地叫,提醒你该吃饭了。

挨饿时,身体会提取储备的能量,这会使你累得更快,精力跟不上。

你"欺骗"自己的身体,使它处于饥饿状态,那么在下一次吃饭时,你的身体也会"欺骗"你:"伙计,不要停下来,我还没饱!"这会导致你一直吃下去。

因此,除非你感到肠胃不适或是真的不饿,否则一定要好好吃饭,不要挨饿。

朋友聚餐怎么办？

如果没有社交生活，你平衡饮食的过程会很简单，可你也会像生活在洞穴里的隐士一样，脱离社会。下面是一些朋友聚餐时的技巧，分享给你。要记住，既然你不能多吃，那么聚餐时的气氛就指望你了！

积极对待

一般来说，朋友们会在晚上聚餐，聚餐时间也会比较长。在去之前，吃一个苹果或一根胡萝卜，让自己不饿，就不会胡吃海塞了。

要一瓶水

当你想吃薯条等高热量食品的时候，先喝一大杯水。

"防火带"理论

每喝一杯酒，就要喝同量的水，这样可以避免过量饮酒和宿醉。

多与朋友交谈

交谈会使你感到快乐，从而忘记吃东西。你要多说话，但不要边吃边说。你可以向朋友讲讲最近的经历，可以聊聊其他朋友的故事……这样你就不会猛吃小蛋糕了。

在水里加点儿料

你可以在水里加一片柠檬或者薄荷叶。当然，如果把它们加在苏打水里会更好，这基本上就是一杯莫吉托（一种调制的朗姆酒）了。

向朋友宣布

告诉朋友们你的努力，这样朋友们就会为你多准备一些蔬菜。或者，你也可以为大家准备一些蔬菜，让大家一起来过健康的生活。

认真对待食物

吃五个绿橄榄比吃一把花生好。吃东西之前，一定要认真地想一想你要吃的食物是不是自己需要的，可不可以用更健康的食物替代。

幽默的能力

幽默是必不可少的,不是说"笑一笑十年少"吗?下面是一些能让你变得幽默的小技巧,可以让你在进行饮食平衡和做运动的时候更快乐一点儿。

你可以用下面这些方法让自己变得幽默和开心。

一旦体重上涨,你就可以怀疑有人偷偷喂你吃了一块蛋糕。

"正式称重",我的意思是,每周称重时,搞一个小仪式,让称体重这件事变得有仪式感。

在"正式称重"的时候,只穿一双奇怪的袜子,把所有衣服都脱掉,包括内衣,因为内衣很重!

如果你身边的人也开始健康饮食了,那么他们一定是感受到了你强大的"健康气场"。

别忘了将不该吃的食物"封印"在柜子里,你可以念个咒语。

选一周,每餐都有虾,这是你的"减肥时尚"。

如果有几粒米从锅里掉了出来,你会哭的,因为你已经称过它们了,你甚至可以用吸管把它们吸到嘴里。

边做家务,边计算自己一会儿吃点儿什么来补充损失的卡路里。

为别人做蛋糕,这就好像是你让他们变胖了,而自己却在他们身边变得越来越瘦。

美食节目是你的禁区,不看,坚决不能看!

虽然你不吃,但你仍然可以要求别人告诉你他们在吃什么。嗯,巧克力的香味,想象一下……

来吧,为了开心,关注一下这些有趣的小情节,让自己变得幽默起来!

我的小幽默:

跑步的好处

是的,我知道,光是听到"跑步"这个名词就能让你的小腿肌肉变得紧张。可是,跑步会帮助你的身体苏醒过来。

也许对你来说,跑步只是为了在早上快迟到时赶上公交车。无所谓,不管什么理由,只要能顺利开始就可以了。

慢跑的好处

1. 锻炼心肺功能和耐力。
2. 锻炼臀部、腿部和腹部的肌肉。
3. 消耗热量。

跑步的目的是一点一点地让呼吸更深入,而不是完成膝盖的摩擦训练,要慢慢地做到跑得更多、走得更少。如果你能轻松地跑上30分钟,并能边跑边讲话,那你就可以换一个计划了。

此外,跑步会清空大脑,让你更放松,这对心态和思维都有好处!

跑步计划

1. 买一双好的跑鞋、一副耳机,下载你喜欢的歌曲。
2. 跑步之前快走十分钟,热身。
3. 先快跑2分钟,然后步行1分钟,重复5~6次。
4. 之后再跑2分30秒,然后步行1分钟,重复5次。
5. 再跑3分钟,然后步行1分钟,重复4~5次。
6. 跑完做伸展运动,防止第二天感到肌肉酸疼。

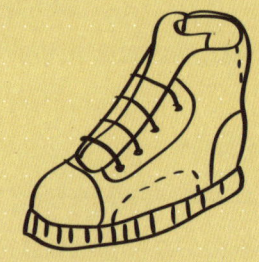

娜塔莉的故事

32岁，1个女儿（两岁半）

动力

怀孕期间，我的体重增加了18千克，生完孩子后减掉了10千克，之后便再也没有变过。

我是头一次经历变胖这件事，感觉真的非常不好。我并没有特别注意自己吃了什么，只是经常和爱人一起做饭，不过我们吃得相当均衡，大部分食材是新鲜食品，从来不吃"开袋即食"的产品。

开始减肥时，我只是关注吃的东西，便很快减掉了3千克，可之后又恢复了老习惯，导致体重反弹。

我觉得自己无法独自完成减肥计划，因为我的意志力不够强，于是我报名参加了减肥营，感觉很有效。

结果

我的一个朋友鼓励我参加10千米跑，我也很快就融入了跑步的团队。在跑了大约三周后，身边人开始说我瘦了，我自己穿衣服时也能感觉到自己瘦了。

刚开始，平衡饮食是相当困难的，我总是很饿，晚上会饿醒。我也从来没有达到每周的减重目标，这让我感觉很失败。

渐渐地，我降低了目标，不再给自己压力，这使我变得冷静了许多。现在，我的体重一直在慢慢地下降，这对我来说是件好事。

在整个减肥过程中，我的思想确实起到了很大的作用。我不去想能否达到最终目标，不会限制自己太多，该喝酒的时候就喝酒，该吃饭的时候就吃饭。我不会在餐馆里保持百分之百的理智，也不会在雨中坚持跑步……可如果我能做到上面说的这些事，我会给自己一个大大的奖励，增加我的自豪感，让我更加兴奋！

饮食+运动

我发现大量喝水和花草茶很有趣。在非吃饭时间，如果饿了，我会吃水果。

我不会在家里存放诱人的食品，比如饼干、巧克力，不过我也没有节食，我想让自己开心地减肥，因此会时不时地给自己找点儿乐子。

我还在网上报名参加了一项运动挑战，这个挑战要求参与者每天都要运动，运动内容包括每周3次的肌肉锻炼（每次30分钟）和每周两次的有氧运动（每次

45~60分钟）。我还打算去跳舞，每周跳3~4个小时。并且，我可以保证，一旦开始就不再有借口懈怠了。

现状

我感觉现在的自己好多了，尤其是在穿衣服时。我为自己为了实现这一目标而付出的努力感到非常自豪。如今，我仍然在试着成为更好的自己，虽然我对自己已经很满意了，但那些有着优美曲线的女性依然让我羡慕不已，我必须像她们一样。

今天的我仍在锻炼，虽然现在我已经对自己不那么苛刻了。休假时，我会让自己完全放松，即使是错过了一节运动课也没关系，现在我更喜欢凭感觉运动。可是在饮食方面，我依然很小心。

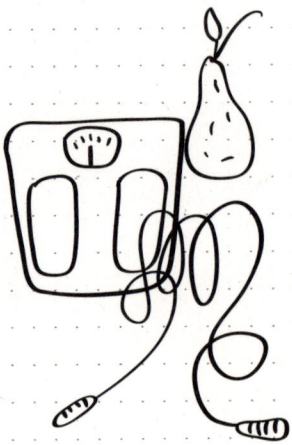

美好生活需要自律，
来遇见同频的好朋友！

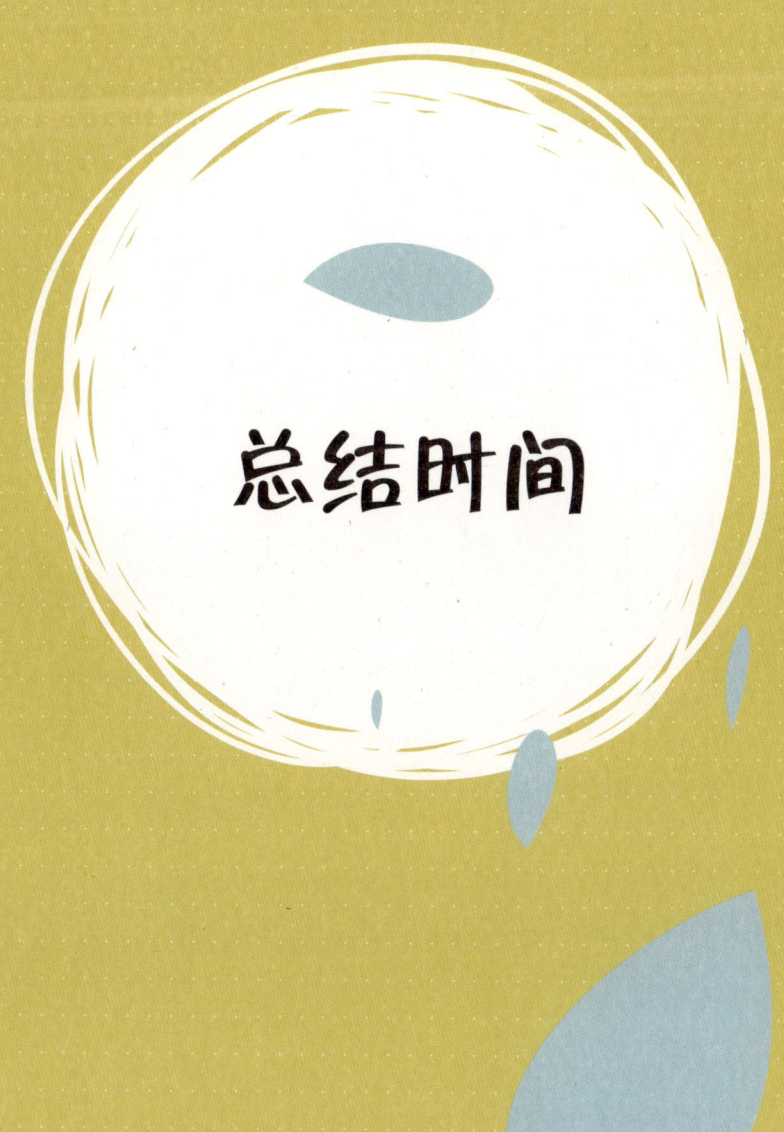

饮食日历

提前规划菜单，做好备注，这能让你了解自己是否从这些食物中得到了满足感！

第一周	早餐	午餐	下午茶	晚餐
周一				
周二				
周三				
周四				
周五				
周六				
周日				

第二周	早餐	午餐	下午茶	晚餐
周一				
周二				
周三				
周四				
周五				
周六				
周日				

第三周	早餐	午餐	下午茶	晚餐
周一				
周二				
周三				
周四				
周五				
周六				
周日				

第四周	早餐	午餐	下午茶	晚餐
周一				
周二				
周三				
周四				
周五				
周六				
周日				

运动日历

记录自己运动的时间、时长和强度,强度可以用1~10来区分。

	第一周	第二周	第三周	第四周
周一				
周二				
周三				
周四				
周五				
周六				
周日				

围度表

检查一下，你是否完成了各项挑战呢？有没有效果？如果你坚持了下来，别忘了给自己奖励哟。花点儿时间来完成下面的表格吧，当你想放弃的时候，这些表格会很有用的。

	腰围	臀围	大腿围	大臂围
第一周				
第二周				
第三周				
第四周				

心情表

整体心情满分为5分,0分表示最差,5分表示最好。

	整体心情	开心的时候	骄傲的时候
第一周			
第二周			
第三周			
第四周			

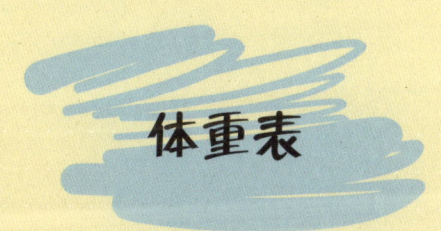

体重表

	体重	减重	累积减重
第一周			
第二周			
第三周			
第四周			

在完成的项目下打"√"。你也可以记录别的项目，来看看这些项目对体重的影响。

	体重	准备菜单	喝柠檬水	喝1.5升水
第一周				
第二周				
第三周				
第四周				

悄悄话

我完成了哪些不可思议的挑战？

本月有什么好玩的事？

本月的运动经历。

本月有什么困难的事？

本月有什么失败的事？

我的奖励。

我最喜欢的菜。

下个月要注意什么？

哪些习惯对我有好处？

第二个月结束时的感觉。

第3个月

"巩固"之月

第三个月依然是一场战斗,我知道坚持下来很难,但我向你保证,三个月足够你养成好习惯了。我相信,现在的你有足够的力量去走完最后一个月的旅程!

在第三个月里,你将面临很多新的挑战。你需要列出一个清单,就像妈妈们在举办派对之前将要做的事情全部列出来一样,然后立刻行动起来。

第9周

照顾好你的身体，
这样你的灵魂
就会想留在那里。

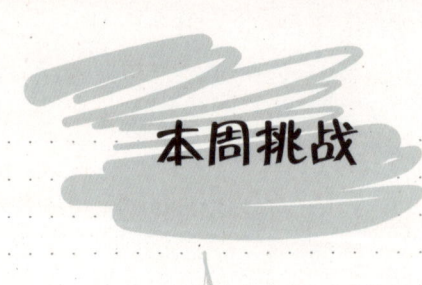

本周挑战

不要吃糖!

来吧,你是一名战士,你要消灭糖。

当然,你也不能喝甜味苏打水,更不能在咖啡和茶里放糖。

完成挑战

每完成一天的挑战,就将一颗星星涂成你喜欢的颜色。

☆ ☆ ☆ ☆ ☆ ☆ ☆

本周建议

不吃糖并不意味着什么甜的都不吃,蜂蜜、龙舌兰糖浆等食品更健康,也更美味!

第3个月 "巩固"之月

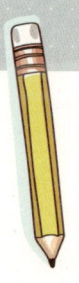

本周待办事项

- ☐ 称体重并记录下来。一次,就称一次!
- ☐ 测量自己身体的各个围度并记录下来。
- ☐ 根据准备好的菜单列出购物清单。
- ☐ 早上空腹喝一杯泡了半个柠檬的温水。
- ☐ 保持健康的饮食。
- ☐ 每天至少喝1.5升水。
- ☐ 每顿饭之后都刷牙。
- ☐ 每天晚上提前半小时睡觉。
- ☐ 涂口红。
- ☐ 坚持运动。
- ☐ 练习瑜伽。
- ☐ 不要吃糖!

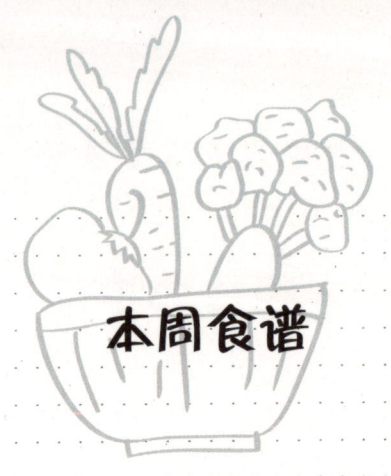

本周食谱

甜 点

从一开始,我就很少与你谈论甜点,因为我们都很难拒绝甜点,对吗?怎么能在避开传统的高热量甜点的情况下,享用一顿完整的大餐呢?我有一些小办法,分享给你。

健康甜点
香草芝士+新鲜水果+杏仁。

低脂甜点
1. 在苹果片上撒上肉桂,然后将其放入微波炉打60～90秒。
2. 将杧果片放在平底锅中煎熟,然后在上面撒上椰子屑。

不一样的甜点
新鲜的水果或用新鲜水果制成的沙拉。

自制冰沙
自制冰沙搭配任何想吃的新鲜水果。

榜样的力量

找到一个或多个能帮助你进步的榜样人物，然后告诉自己："我也可以做到！"你可以将自己的照片与榜样的照片进行对比，这样既可以看到自己的不足，又能给自己动力，督促自己进步。

不要混淆"模型"和"对比"这两个词。榜样不是用来贬低自己的，也不是你必须达到的最终目标，你没有必要变成另一个人的克隆版。

另外，将自己与榜样进行比较时不要只关注局部，否则会因小失大。比如，如果你发现你的榜样瘦了3千克，或者她有碧昂斯的翘臀，因此你也减重了3千克，或者练出了翘臀，但是减肥使你的胸变小了，或者你在练臀的同时将大腿练粗了，这都是得不偿失的。

这样的比较永远不会给你积极的影响，因为每个人都有不同的体形、骨架和遗传基因。

你要找对榜样，最好和有正能量的朋友一起进步，和那些喜欢分享想法、建议并能持之以恒的朋友一起向榜样学习，不断给自己充电。对的榜样和志同道合的朋友才是能让你在实在不想动时候从沙发上起来的真正动力。当然，你也可以从社交平台上找到这样的人。

在饭店吃什么？

你绝对不可以以自己正在减肥为借口，拒绝一家温馨的餐厅，因为好心情对你的健康也非常重要。

你有权出去玩，但是又不能让几个星期所做的努力被一顿饭破坏。因此，我建议你这样做：

1. 去有很多啤酒可选的餐馆至少比去只有奶酪火锅的餐馆更容易保住自己长久努力的成果。

2. 不要为了吃一顿好的而饿一天肚子。你可以像往常一样，保持正常的健康饮食，只把吃零食的时间推迟一会儿。这样，你在吃大餐时就不会饿，自然也不会多吃。

3. 如果真的饿了，你可以把花生作为前菜，这样就不会因饥饿而吃过多甜点。

4. 不要急着喝酒。先多喝几杯水，用水浸泡双唇，之后再饮酒。

5. 不要东张西望。如果你在等菜的时候盯着别人桌上的菜，就有"沦陷"的风险，因为别人桌上的菜看起来总是那么好吃，让你想尝一下。你可以用蔬菜或小虾作为前菜来消磨等菜的时间。

6. 避免选择酱汁多的菜或油炸食品。

7. 你可以吃肉，并多要一些蔬菜，主食可以选择米饭或烤土豆。

8. 要细嚼慢咽。

9. 不要忽视自己的饱腹感。吃到不饿的程度就赶紧停下，要允许自己吃不完。如果不想浪费，你可以将剩下的食物打包带走。

10. 如果你真的很想吃甜点，可以吃冰沙，不要吃焦糖布丁或大蛋糕。你还可以喝一杯美味的花茶，好好享受一下。

11. 吃完大餐后不必感到内疚，只要多做30分钟的运动就可以了。

请尽情享受你的美食吧！

对抗负面情绪

即使改变饮食习惯和运动习惯对你来说很容易,也总免不了遇到困难,感到沮丧和糟糕。工作上的巨大压力、家庭中的各种困扰等乱糟糟的事情很容易让你丢盔弃甲。

遇到这种情况时,请不断地阅读你在一开始写下的那些想要改变自己的原因。记住,在过去的两个月里,你已经做出了不可思议的努力。现在,照照镜子,看看自己的变化,找到继续下去的勇气吧。当事情进展得不顺利的时候,选择一个可见的改变,让自己明白自己是了不起的,让心情放松下来。

平时,你可以让支持你的人用一句话来描述一下你,然后记住他们对你最积极的评价。你还可以把这些评价记下来,或者再加几句你对自己的看法,比如"我为自己感到骄傲""我喜欢自己的小腿""我可以穿上橱窗里的这件小礼服了"……然后把这些小纸片折起来,塞进花瓶里。

当你觉得心情不好需要鼓励的时候,就将这些小纸片取出来,一个字一个字地读,记得要面带微笑哟。

我相信,你还可以找到其他方法来鼓励自己!

游泳的好处

游泳是一项可以锻炼全身的运动，游完后你会感觉更加放松。

哪种泳姿最能锻炼全身肌肉？

所有泳姿都能锻炼全身肌肉，但针对的重点不同。最好把各种泳姿串联起来，交替练习，这样不仅能锻炼全身肌肉，还能减少重复性，让游泳变得更有趣。

每次游多长时间？每周游几次？

计算游泳时间比计算游泳距离更好。要循序渐进地练习，这样不会因过度练习而感到头晕或受到伤害。刚开始游泳时，30分钟就足够了，之后可以按照自己的情况逐渐增加时间，3周后能游45～60分钟就很好了。

如果还做其他运动，每周游两次就可以了；如果没有做其他运动，每周游3～4次，每次45～60分钟为宜。

穿脚蹼游泳好吗？

脚蹼能让大腿肌肉、小腿肌肉和臀大肌得到更有效的锻炼，而且还很有趣！

在游泳过程中，你可以间隔使用脚蹼，不要一直用。因为如果一直穿着脚蹼，那锻炼强度就太大了，这会使大腿变粗，这是大多数人不想看到的结果。间隔使用脚蹼游泳可以拉长腿部肌肉，使双腿更修长。

由于脚蹼在水中会产生较大的阻力，不仅可以使你的臀大肌、大腿肌肉、小腿肌肉和腹部肌肉变得结实，还有一定的按摩作用，能让你感觉很舒服。另外，脚蹼能让你在水中有在滑行的感觉，可以使游泳的过程变得更有趣。

游泳的独特之处

即使结束游泳,身体还会继续消耗大量热量。

防背疼小贴士

背疼时,可以使用呼吸管呼吸,让头一直保持在水下,与背部在同一平面上,多保持一会儿。

穿脚蹼游泳时的窍门

在穿上脚蹼游泳之前,先以蛙泳热身。

有效游泳的诀窍

从臀部开始增加腿部的运动幅度,全身肌肉依次发力,这样可以保证每一次划水的效果达到最佳。如果穿着脚蹼,必须在水下划水,不要让腿露出水面,这样能保证更大的阻力和更高的效率。

雷迪希亚的故事

31岁

动力

戒烟后，我的体重增加了很多，买衣服的时候几乎买不到最喜欢的那件。渐渐地，我成了打底裤的追随者，这真的太糟糕了！而且，我几乎不运动，还非常喜欢吃加了新鲜奶油和奶酪的意大利面。

当我站在体重秤上，看到自己比未婚夫还重的时候，我实在忍受不了了，我真的不想这样出现在婚礼上！

结果

开始平衡饮食后，我的体重降得很快，比我想象得还要快。过去，我常带着有火鸡肉的午餐盒和闺密一起吃，而现在，我把这一切都丢掉了。

饮食+运动

我的目标是尽快减掉10千克，因此，我制订了一个相当严格的饮食计划，还开始每周做一次室内运动。

第一周，我只吃高蛋白食物，我想以这种方法"警告"身体，并"告知"大脑自己将有一个巨大的改变。这一周，我减掉了2千克体重。

接下来，我一天吃高蛋白食物，一天吃蔬菜，不断交替。那段时间，我唯一喜欢的食物居然是泡菜。不过这个计划还是起作用了，我的体重降得很快，这坚定了我坚持下去的信念。慢慢地，我几乎痴迷于这样的食谱了。

再后来，我意识到我还需要运动，于是我开始跑步，并逐渐将自己培养成真正的运动迷。

减肥的那段时间，镜子和体重秤成了我的朋友，也成了我的敌人……

现状

我依然在按照自己的节奏调整饮食，还有了个宝贝女儿。怀孕后，我的体重又增加了，但很快就减掉了，没费什么力气。

现在，我减肥时会很小心，不会过度，也不再过于严格地要求自己的饮食了，但零食、蛋黄酱、饮料已经从我的冰箱里彻底消失了。

第10周
一开始，
人们会问你为什么要开始；
后来，
人们会问你是怎么做到的。

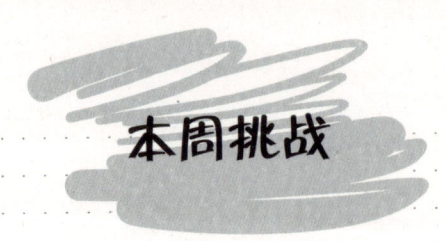

本周挑战

在自己身上多花点儿时间!

无论是洗澡、读书还是试衣服,
越放松,就越容易进行自己的计划。
开始是5分钟,然后慢慢增长……

完成挑战

每完成一天的挑战,就将一颗星星涂成你喜欢的颜色。

☆ ☆ ☆ ☆ ☆ ☆ ☆

本周建议

绿茶是你的好朋友,它含有的茶多酚有很强的抗氧化作用,其中的儿茶素还是天然的油脂抗氧化剂,既能减缓衰老,还能降脂。

第3个月 "巩固"之月

本周待办事项

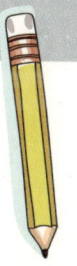

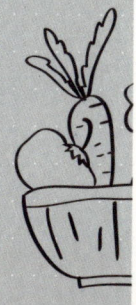

- ☐ 称体重并记录下来。一次，就称一次！
- ☐ 测量自己身体的各个围度并记录下来。
- ☐ 根据准备好的菜单列出购物清单。
- ☐ 早上空腹喝一杯泡了半个柠檬的温水。
- ☐ 保持健康的饮食。
- ☐ 每天至少喝1.5升水。
- ☐ 每顿饭之后都刷牙。
- ☐ 每天晚上提前半小时睡觉。
- ☐ 涂口红。
- ☐ 坚持做无器械运动。
- ☐ 试试"见证裤"。
- ☐ 做事多花点儿时间。
- ☐ 喝杯绿茶。

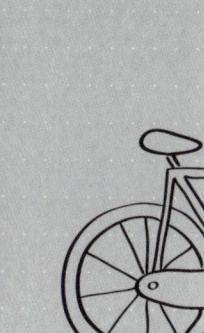
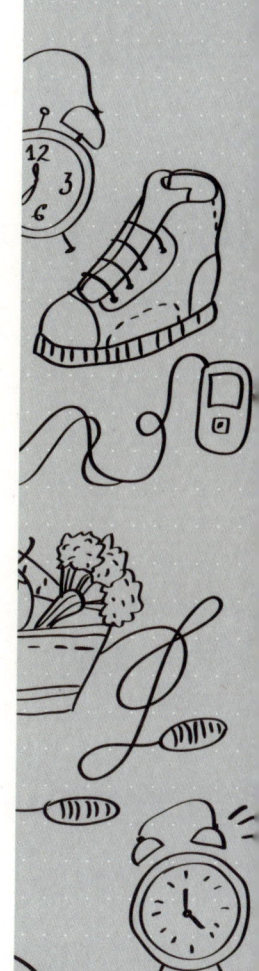

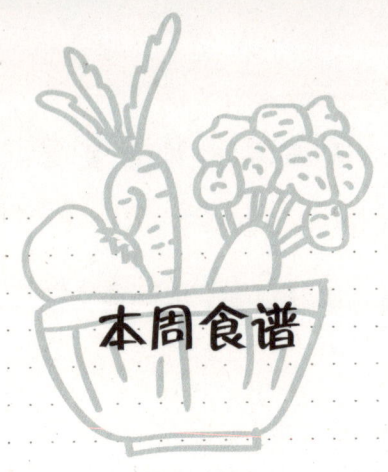

本周食谱

牛肉蔬菜盖饭

1人份

120克大米

1份蔬菜汤

1个西葫芦

1个茄子

1个洋葱

1头大蒜

1个甜椒

1茶匙橄榄油

150克绞碎的牛肉

适量盐、胡椒、中等辣度的红辣椒、碎干酪、罗勒叶、牛至叶

1. 将烤箱预热至210℃。

2. 用蔬菜汤蒸米饭。

3. 将西葫芦、茄子、洋葱、甜椒、大蒜切成丁,与橄榄油、盐、胡椒、红辣椒一起翻炒,炒出香味。

4. 将牛肉煮至棕色,再加入盐、胡椒,还可以加入少许罗勒叶和牛至叶调味。

5. 摆盘,先放一层米饭,然后放一层牛肉,最后放一层炒好的蔬菜。

6. 在最上面撒一把碎干酪,然后放入烤箱烤5分钟。

 **热量值**

这道菜的总热量大约为350千卡。

别人的说法

现在，你的身体正在发生改变，也许你身边的人会告诉你你变了，但是千万不要忘了你的缺点，不要得意忘形。当然，也会有很多人喜欢给你建议，但是你要分清楚，哪些建议是真的对你有用的。

有很多人会问你，也有很多人会质疑你、羡慕你，因此，你一定要听清楚自己内心的声音。

如果有人说你的体形很好："哇！你变了！你真漂亮！"别忘了，你以前也有缺点。你可以这样想："什么？我以前胖得像香肠？"这样就不会得意忘形了。

有很多人会给你建议："啊，我可是个行家，我的表姐瘦了10千克，她经常早起跑步。你也试试吧，我发誓，管用。"

有些人会问："你的秘诀是什么？"

有人会起疑心："你做了什么？小心，悠悠球效应会使你变得更糟。"

有些人甚至会攻击你，说你是个"修图怪""整容精"。

还有些人希望你停下来："到此为止吧，你已经很完美了。"

你的家人也许会生气："你的信用卡被偷了吗？你从来没在穿衣打扮上花过这么多钱！"

不要被这些声音左右，花点儿时间去了解自己的内心，去倾听自己的声音，其他人的说法只能让你认识到自己真的变了，仅此而已。

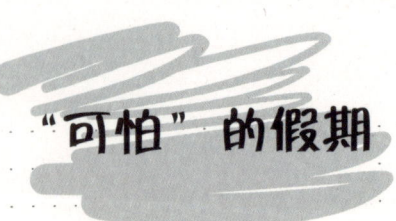"可怕"的假期

啊,假期!假期把你从日常生活中解放了出来,好好享受它吧!什么都不重要了!在假期里,你的目标是玩得开心,仅此而已。

既要款待自己,又要行动起来

如果你忘了之前的努力,只想喝酒、狂吃、享受甜点,那么在假期结束时你会感到不安的。

利用你的假期去散散步吧,在沙滩上做瑜伽或者尝试一项新的运动。

当然,你可以放纵一下,但是放纵过后需要付出更多努力来弥补,千万不要忘记这一点。这样,当假期结束的时候,你会有更多美好的记忆,你的体重也不会给你"惊吓"。

永远不要后悔

还是那句话,不要对已经做了的事情感到后悔。

别让他人影响你

即使所有人都说你度假的地方有一家特别好吃的奶酪馅饼店,只要你不想去吃,就不必去。不要让别人的欲望毁了你的努力。

喝酒可以,三杯正好

假期不能没有酒,但是一定要适量。哪怕是果汁,也要时时刻刻记住,一杯果汁的热量是很高的。你要知道如何做才能既取悦自己又不会过度!

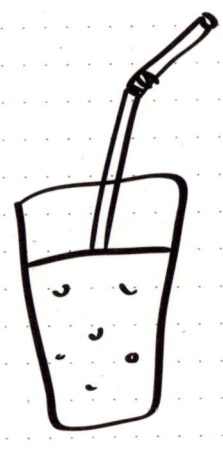

孩子的游戏

儿时的游戏想必你还记忆犹新吧,还记得那时的笑声吗?事实上,这些游戏对成年人来说也是很好的,可是我们的膝盖已经不是8岁时的样子了,运动时一定要注意安全。

跳绳

循序渐进,一开始能坚持跳30秒就很好了。

蹦床

蹦床可以使人大量出汗,你可以试着做一些有难度的动作,可如果你有严重的膝盖问题,那一定要小心,最好不要挑战高难度动作。高难度动作包括在蹦床上做开合跳、波比跳或其他锻炼臀部的动作。

另外,蹦床非常消耗体力,你可能5分钟就没劲了,所以一开始要先放松下来,慢慢地跳,看看自己能否找到平衡。

滑旱冰

用直排轮旱冰鞋或四轮旱冰鞋都可以,这项运动可以锻炼你的平衡力,还能增强腰腹部肌肉、臀大肌和大腿肌肉的力量。不过滑旱冰时一定要采取保护措施,它并不像你想象中的那么容易,很容易发生危险。

呼啦圈

转呼啦圈是锻炼腰腹部的好运动,你可以和朋友们一起玩。玩呼啦圈时要扭动身体,让呼啦圈尽可能长时间地在腰间旋转。如果你觉得这太简单了,可以增加呼啦圈的重量。

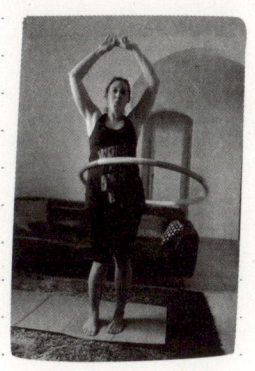

寻开心

我已经说过很多次了,如果你不开心,就无法坚持到最后。那么,如何才能在减肥的过程中让自己开心起来呢?

好看的餐具+美味的菜品

挑选有趣、好看的盘子增添情趣,要知道,视觉和味觉一样重要。

用不同的方法烹饪食材,享受烹饪的过程。

谁说减肥时就要吃没有味道的食物?不是这样的!用各种调味料满足自己的味蕾吧。

认真对待午餐

午餐盒是一道漂亮的风景。

你还可以到户外吃午餐,调节一下心情,远离紧张的工作。

要知道,午餐一定比你的那些急需完成的任务重要。

下班后的放松

下班后就要忘记工作,让自己充分放松。放松不只是躺在沙发上看电视,你还可以运动一下。

如果你要看电视,一定要看好你的双手,不要让它"溜"到爆米花桶里。

培养一个爱好吧。为什么不抓住放松的时间练习书法、编织或刺绣呢?

犒劳自己

一小块巧克力、一点儿咖啡奶油就是给自己最好的奖励。

每天都要奖励自己,奖励可以帮助你远离沮丧的情绪!

埃梅里的故事

34岁，1个女儿（6岁）

动力

有一天，我发现自己原先的衣服穿着已经很不舒服了，于是我意识到自己胖了。之后，我开始买宽松版型的衣服，想用oversize（宽松）的造型来将我的肉藏起来。可我发现，无论什么造型都改变不了我已经不爱自己了这个事实，我意识到自己必须做出改变。

一开始，我减肥的效果不明显，只能等待。我相信坚持与耐心是成功的关键，如果没有坚定的意志，就无法取得令人惊喜的成果。以前我很少运动，只和朋友一起上过尊巴（一种舞蹈）课。我吃得也不算健康，本以为自己摄入的营养很均衡，但事实上我用了"丰富"的烹饪方法（添加很多佐料），并且需求量很大。

我的最终目标是让自己看起来更漂亮，让自己感觉更好。因为我已经太久没有瘦过了，所以有"变瘦情结"，但作为妻子和母亲，家庭生活已经让我忽略了自己。我像许多家庭主妇一样，总认为自己的幸福不是最重要的，家庭更重要，可我现在知道这是不对的。我希望能回到原来的体重，变回那个穿婚纱的自己，那个能让我感到美丽的人。

我没有短期目标，我认为短期目标来得快去得更快，我真的很害怕出现悠悠球效应。

结果

结果很明显。

第一周，我减掉了1.8千克，之后则减得慢一些，不过一直有变化。我每周称一次体重，在达到目标之前，我一直没有放弃我的计划。

我的饮食原则很简单。我还是什么都吃，只是将吃的量减少了，尤其是减少了脂肪和糖类的摄入量。因此，我总感觉缺点儿什么。与这种感觉斗争是非常困难的，甚至是沮丧的。不过这种沮丧没有带给我痛苦，因为我为自己能在保持朝目标前进的同时远离"罪恶"而感到骄傲。

在平衡饮食的过程中，大脑的作用非常重要。我必须知道如何说不，如何拒绝，如何远离所有可能让我失败的事情，如何找到另一种更好的选择。如果没有坚定的意志，没有不懈的努力，我的付出就很容易付之东流，我一直很清楚这一点。社会和家庭带给我的压力是巨大的，拒绝他人的好意是很难的，但是我必须知道如何坚持，如何让别人接受我要改变自己的意愿；为自己服务一次。

饮食+运动

关于饮食，我会在下午茶的时间喝一杯无糖葡萄酒，或吃点儿水果，再加上一杯茶或咖啡，这能让我在晚餐时食欲大减，避免暴饮暴食。

我有一个建议，就是不要忽视食物的味道！改变饮食习惯意味着尝试新的味道，你要毫不犹豫地尝试新的食谱，但别忘记用香料（例如香草）、水果和蔬菜来改善菜肴的味道和颜色，让心情更好。

关于运动，我觉得有规律的体育活动是必要的，改变饮食与恢复运动是分不开的，尤其是从零开始的时候。

于是我开始健身，不仅在家做平板支撑等健身动作，还会出去跑步。刚开始，我只能跑500米，渐渐地，我能跑1000米、3000米、5000米，甚至更多。散步、跑步让我看到有氧运动和耐力锻炼是真正有用的运动。

现状

通过减肥，我穿上了以前从未穿上过的衣服。小尺寸的衣服让我感觉很舒服，紧身的布料让我更漂亮了，漂亮的内衣让我更有魅力……这一切让我重拾自信，自信又促使我不断进步。虽然取悦别人是我减肥的一个目的，但取悦自己才是最重要的、最根本的动力。

我想告诉大家，调整饮食之后，首先要养成好习惯并坚持下去。我没有秘诀，健康饮食和有规律的运动是保持好身材的必要条件。不过也不用苛责自己，你先要找到乐趣，获得充实的生活，这样，接下来的一切都会变得简单起来。

我会继续努力，我相信我的不良习惯会被良好的习惯——代替，过去的坏习惯都将成为历史。

第11周

毅力使不可能变为可能，
使有可能变为真的可能，
使真的可能变为现实。

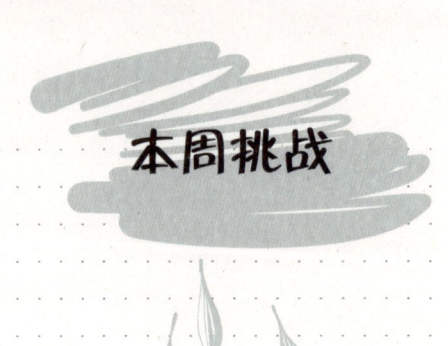

本周挑战

微笑吧!

对所有人微笑。
不要觉得他们正在用奇怪的眼光看你,
或觉得他们正在对你评头论足。
他们看到的只是微笑!
试试吧,这很有趣!

完成挑战

每完成一天的挑战,就将一颗星星涂成你喜欢的颜色。

本周建议

如果简单的沙拉不能满足你的胃,可以加一个煮鸡蛋。这只会增加蛋白质的摄入,其中糖类的含量很少,放心!

第3个月 "巩固"之月

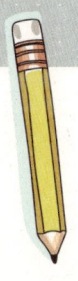

本周待办事项

- ☐ 称体重并记录下来。一次，就称一次！
- ☐ 测量自己身体的各个围度并记录下来。
- ☐ 根据准备好的菜单列出购物清单。
- ☐ 早上空腹喝一杯泡了半个柠檬的温水。
- ☐ 保持健康的饮食。
- ☐ 每天至少喝1.5升水。
- ☐ 每顿饭之后都刷牙。
- ☐ 每天晚上提前半小时睡觉。
- ☐ 涂口红。
- ☐ 坚持做无器械运动。
- ☐ 试试"见证裤"。
- ☐ 做事多花点儿时间。
- ☐ 喝杯绿茶。
- ☐ 微笑。

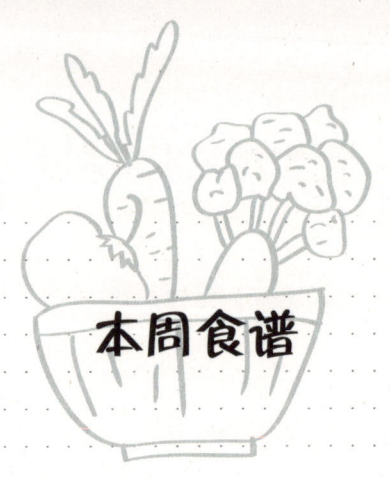

本周食谱

为了不增加太多热量,我不用生面团做乳蛋饼,而是为自己做一个小小的派,并用满满的蔬菜装饰。这样的食物既能让我快乐,又不会让我感到内疚。你也试试吧!

金枪鱼培根派

1人份

250克面粉　　　　　　　25毫升牛奶

1茶匙盐　　　　　　　　任意量的你喜欢的蔬菜、培根、金枪鱼

1茶匙发酵粉　　　　　　适量胡椒

40克植物油　　　　　　 适量香料

140毫升室温水

1枚鸡蛋

1. 将烤箱预热至200℃。
2. 把面粉、发酵粉放在一个可重复密封的容器里,用力摇匀。
3. 加水,揉成面团。
4. 将牛奶与鸡蛋、盐、植物油、胡椒、香料混合,揉进面团。
5. 将蔬菜、培根、金枪鱼切碎混合,做成馅,然后包入面里做成派,可以多做几个,记得做得小一点儿。
6. 将做好的派放入烤箱烤20分钟。

怎么吃快餐？

即使你的饮食习惯很好，高热量的快餐也能很快攻陷你的"防守阵地"。你该怎么做才能在不破坏减肥计划的前提下吃到快餐呢？我有几个方法，分享给你。

1. 连锁快餐店会在网站上标明每道菜的成分和热量，你可以选择热量较低的。
2. 不是所有的三明治都是一样的。如果你真的很想吃三明治，那就吃没有加很多酱料的吧。
3. 用沙拉代替薯条。即使你的套餐里只有一两根薯条，也不如一碗沙拉好。当然，如果你可以只吃圣女果就更好了。
4. 无论发生什么，都不要尝试蛋黄酱。如果真的需要酱汁，选择番茄酱吧。
5. 烤土豆的热量比炸薯条低一些。
6. 苏打水或白开水是最好的饮料。
7. 实际上，最健康的套餐是儿童餐。

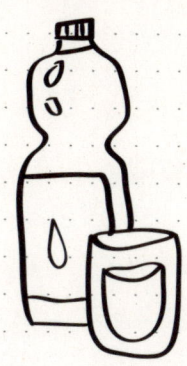

摆脱脂肪

脂肪让你的生活变得艰难吗？这个"坏家伙"就藏在你的皮肤下，你该如何摆脱它呢？

定位

了解敌人才能对敌人实施更精准的打击。你要知道自己的哪些部位最容易堆积脂肪，然后定期按摩易堆积脂肪的部位。

水中运动

水中运动可以更好地按摩肌肉，还能减轻摩擦，避免身体受伤。

消脂瘦身吸盘

这种东西的确有效，但你必须严格遵守说明书并有规律地使用它。我必须说，你可能很快就会将它束之高阁。

减肥按摩

减肥按摩价格昂贵，而且真的很疼。按摩师会根据不同的部位采取不同的按摩方式，最好找经验丰富的按摩师。

冷冻疗法

冷冻疗法就是让人在一个小空间里，用一股寒流将人包围。这股寒流的温度在0℃以下，很快就会破坏脂肪组织，"冻死"脂肪细胞。如果在尝试一次之后你还愿意继续，那你真的很值得敬佩。

有氧运动

走路、跑步都可以。

桑拿

桑拿真的有用吗？其实没有，"洗桑拿有助于减肥"只是一个让自己舒服享受的好借口。

普拉提

普拉提能促进淋巴系统的循环。

冷水澡

洗冷水澡可以增强体质，值得一试。

高强度间歇性训练

高强度间歇性训练（HIIT）不是一种运动，而是一种训练方法。

高强度间歇性训练(High-intensity Interval Training，缩写为HIIT)是一种能让你在短时间内进行全力、快速、爆发式锻炼的训练方式。它能让你的心率在短时间里提高并且比其他训练消耗更多热量。当然，这个训练会让你很累，不过很值得。

高强度间歇性训练可以使身体对氧气的需求量增加，还能制造缺氧状态，使你的身体在恢复期间需要更多氧气，达到过量耗氧的效果，这也是为什么相对于普通的有氧训练和稳定状态的锻炼，高强度间歇性训练会帮助你燃烧更多脂肪和卡路里。

另外，高强度间歇性训练可以提升你的代谢速率。在做完一整套高强度间歇性训练后的48小时内，你的代谢率将一直处于高速状态。这表示即使你已经离开健身房，你体内的脂肪依然在快速燃烧。

如何练习？

在20秒内尽可能多地做同一个动作，然后休息10秒，之后不断重复这个循环（20秒+10秒）7次。

你可以选择现成的"套路"，比如从网上或手机应用中寻找一套训练动作，也可以创建你自己的"套路"，甚至可以根据心情或状态来不断调整你的"套路"。

高强度间歇性训练是可以无限变化的，唯一的要求就是要保持高速心率，这样才有效果。

你准备好了吗？

14分钟的HIIT

- ☐ 20秒开合跳。
- ☐ 10秒恢复。
- ☐ 20秒高抬腿。
- ☐ 10秒恢复。
- ☐ 20秒波比跳。
- ☐ 10秒恢复。
- ☐ 20秒登山跑（保持双手撑地的平板支撑，双膝交替向前，就像跑步一样）。
- ☐ 10秒恢复。
- ☐ 重复以上循环7次。

另外，你可以用任何无器械方式或者在器械上做高强度间歇性训练，比如在跑步机、椭圆机、交叉训练器上进行。

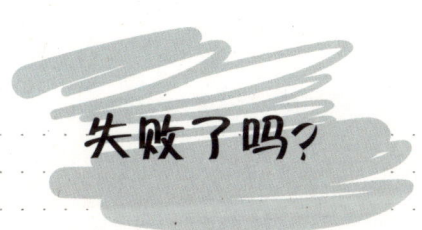

失败了吗？

你因失败而崩溃过吗？你是否曾连续几次崩溃，把体重秤藏到地窖里，把镜子遮起来，然后吃"一吨"冰激凌来掩盖你的失落感呢？这是行不通的！

考虑一下为什么会失败吧。

也许工作或生活让你感到了压力、疲惫、焦虑……是人就有弱点和情绪，而人们通常会通过吃东西来释放这些情绪，可是吃过之后，问题反而会变得更加严重。

如果是这样，你不如出去散步或跑步，呼吸新鲜空气。如果有条件，你还可以练习瑜伽或做一些让你感到快乐的事。

你可以邀请朋友来家里吃饭，告诉他们你的负面情绪，向他们倾诉。

你还可以休息一下，什么都不想，将烦恼的事情留到明天再说。不过千万不要休息太长时间，因为你分心、懒惰的时间越长，就越难重新开始。

看看自己曾经走过的路，你已经努力了这么久，放弃太可惜了，对吗？

你可以的，你是自己最好的伙伴！

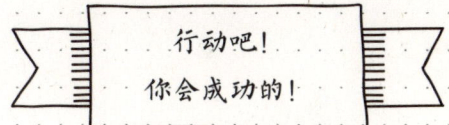

行动吧！
你会成功的！

桑德琳的故事

32岁，1个孩子（5岁）

动力

我从不注意饮食，但我的新陈代谢很快。每当我穿不上最喜欢的那条裤子时，就会集中注意力多多运动，然后就能穿上了。

这种状态一直持续到我怀孕。怀孕后，我不运动，吃的也不够健康，在不知不觉中便增加了30千克体重。我原以为生完孩子后体重很快就会降下来，但是两年后仍然没有变。

我知道，我要开始行动了，可又一拖再拖。

饮食

有一天，我走进一家服装店，发现自己就像一根香肠，我知道我必须做出改变了。我决定注意饮食，计算食材的卡路里，关注食物包装上的配料表。这使我意识到，原来自己一直只爱吃油腻的东西。

开始平衡饮食后，我不再喝汽水，也不再吃经过加工的食品。两周后，我的体重减少了2千克。

我还在社交网络上创建了一个群，认识了三位同样想减肥的朋友。我们开始一起计算热量，制订每周菜单，设定运动目标。每周，我们都会称体重，然后在群里分享，互相监督。

结果

3个月里，我减掉了15千克体重，完成了一半的目标。我穿上了衣柜里那些被遗忘的衣服，家人向我表示祝贺，我看到了希望。

必须要说的是，朋友在我的减肥过程中起到了至关重要的作用。当我厌倦了早上的运动闹钟时，是他们鼓励我坚持下去；当我实现了阶段性目标时，是他们祝贺我。如果没有他们，我可能会屈服于即食食品。

现状

我一共减掉了25千克体重，我为自己感到骄傲。

现在，我一直很注意饮食，不过也会允许自己每隔一段时间便放纵一下。

我的饮食习惯已经完全改变了，这不仅对我有好处，对我的家人也有好处。

第12周

我爱我现在的样子，

因为我为此

付出了巨大的努力。

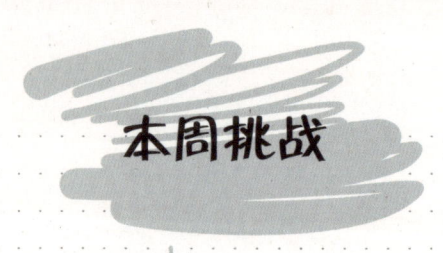

本周挑战

每天阅读前两个月的记录表格!

看看你已经成功地完成了什么,并以此为傲吧!

完成挑战

每完成一天的挑战,就将一颗星星涂成你喜欢的颜色。

本周建议

　　把切好的土豆和一汤匙橄榄油以及一撮甜辣椒粉混合在一起,铺在烤盘上,在200℃下烘烤35分钟。

　　烤土豆可比炸薯条健康多了。你也可以用红薯代替土豆,味道好极了!

第3个月 "巩固"之月

本周待办事项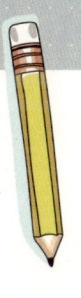

- ☐ 称体重并记录下来。一次,就称一次!
- ☐ 测量自己身体的各个围度并记录下来。
- ☐ 根据准备好的菜单列出购物清单。
- ☐ 早上空腹喝一杯泡了半个柠檬的温水。
- ☐ 保持健康的饮食。
- ☐ 每天至少喝1.5升水。
- ☐ 每顿饭之后都刷牙。
- ☐ 每天晚上提前半小时睡觉。
- ☐ 涂口红。
- ☐ 坚持做无器械运动。
- ☐ 试试"见证裤"。
- ☐ 做事多花点儿时间。
- ☐ 喝杯绿茶。
- ☐ 微笑。
- ☐ 阅读前两个月的记录表格。

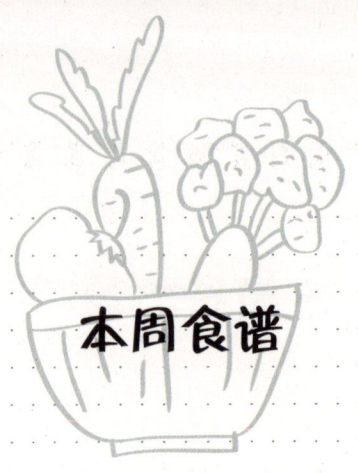

本周食谱

胡萝卜汤

1人份

250克胡萝卜

1个洋葱

1茶匙孜然

1.5升水

50毫升椰奶

少量盐

1. 将胡萝卜、洋葱、盐和孜然放入水中煮30分钟。
2. 搅拌均匀。
3. 加入椰奶。

热量值

这道菜的总热量大约为200千卡。

谁说健康饮食不容易,这不是眼看着就要成功了吗?

喝水时,在水中放一片薄荷叶,味道会更好。

稳住，要成功了！

相信你已经达到了自己的目标，也能毫不费力地穿上那条"见证裤"了吧。

一定要保持住！

是的，3个月的减肥计划就要结束了，但是你不能放纵，不能吃太多甜食，因为这样做会毁了你所有的努力，让你陷入可怕的悠悠球效应中。

稳定阶段的目标就是要保持已经达到的目标体重，同时保持你在减肥过程中养成的好习惯。

是时候过上全新的生活了，炸薯条、巧克力棒已经不再是你的"伙伴"了。

你可以稍微放纵一点儿，不用像之前那样对热量和食物斤斤计较，不过仍要坚持运动，这样你还能再瘦一点儿。

记住，蔬菜永远是你最好的朋友，如果好的饮食习惯已经养成，那么稳定阶段就没有理由失败。

> 注意：在稳定阶段，不要太在意体重，因为过度关注体重变化会引起焦虑。

如果你要继续减肥，那就不要急着进入稳定阶段，要保持之前的饮食规律，当然，稍微增加一点儿热量是可以的。

请不要着急，减到目标体重只是时间问题，你的方法没有错，结果也不会错。

瑜伽球

在过去的11周里,你发现了好用的运动器材了吗?今天,让我向你介绍一下瑜伽球吧。如果你最近几年生过孩子,那么坐下来做一些对背部有益的运动会对你很有帮助。

瑜伽球像一个巨大的泡泡糖,可以锻炼到你的深层肌肉。请一定按照我说的方法使用瑜伽球,不要自创。使用时请保持平衡,以免受伤。

1. 坐在瑜伽球上,保持背部挺直。先抬起一条腿,稳定后再抬起另一条腿,慢慢找到平衡。

2. 跪在球上,前倾,用双手撑地做平板支撑,双腿搭在球上,并让球在腿下来回滚动。

3. 平躺,用双脚夹住球,抬腿,将球举到与头部在一条垂直线上,再慢慢放下来。整个过程中要保持双腿伸直。

4. 将双脚放在瑜伽球上做平板支撑。

5. 深蹲,蹲下时用手拿瑜伽球,然后在站起来的同时,将瑜伽球举过头顶。

6. 仰卧,将双脚放在球上。如下图,慢慢抬起臀部,再放下来,不断重复。

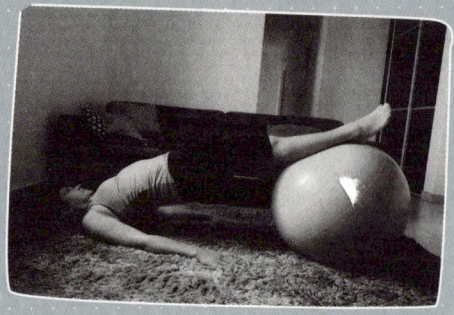

你的故事

最后，该写写你自己的故事了。

回顾一下

写完自己的故事,你应该已经知道自己做了一件多么伟大的事情了。

既然你已经看到了这本书的结尾,说明你已经做到了3个月的减肥计划,我为你骄傲。

你做到了!

可我还是要再次提醒你:

无论如何,现在还不是放纵的时候。

在这3个月里,你获得了健康的饮食习惯、运动习惯,也更了解自己了。

这是你成功的关键,相信自己。

不害怕失败,你就能成功。

如果你觉得有必要,不妨从本书的开头再来一次,挑战自我,发现更多窍门。

总还是有需要改进的地方的,你应该将自己的目标一一实现。

愿你一切安好!

一个人坚持太难?
跟姐妹们一起互相勉励吧!

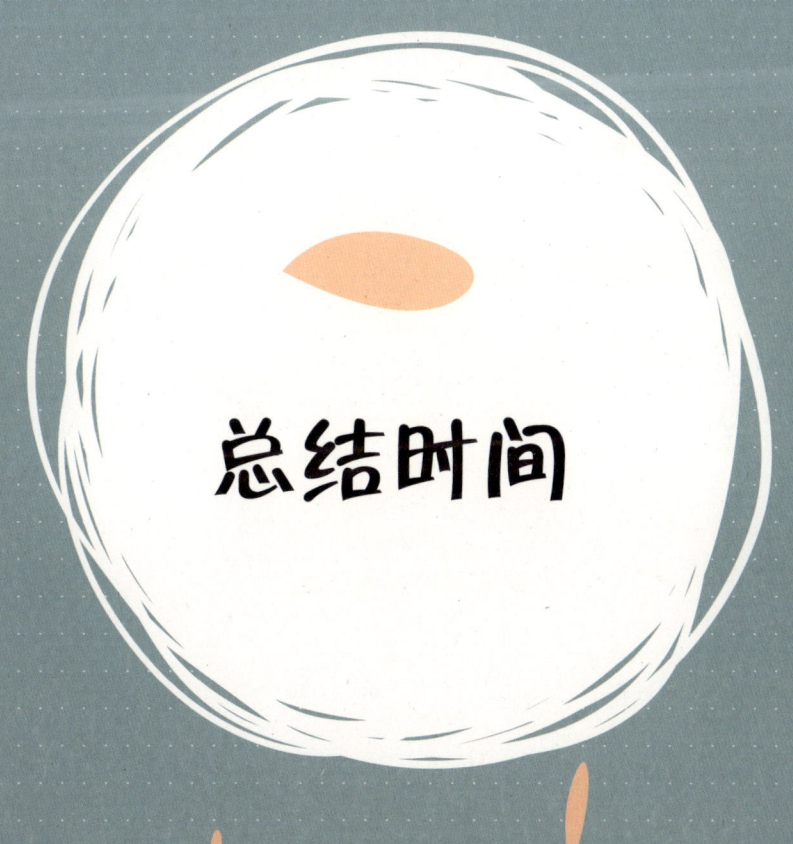

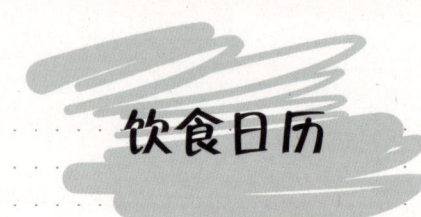

饮食日历

提前规划菜单，做好备注，这能让你了解自己是否从这些食物中得到了满足感！

第一周	早餐	午餐	下午茶	晚餐
周一				
周二				
周三				
周四				
周五				
周六				
周日				

第二周	早餐	午餐	下午茶	晚餐
周一				
周二				
周三				
周四				
周五				
周六				
周日				

第三周	早餐	午餐	下午茶	晚餐
周一				
周二				
周三				
周四				
周五				
周六				
周日				

第四周	早餐	午餐	下午茶	晚餐
周一				
周二				
周三				
周四				
周五				
周六				
周日				

运动日历

记录自己运动的时间、时长和强度,强度可以用1~10来区分。

	第一周	第二周	第三周	第四周
周一				
周二				
周三				
周四				
周五				
周六				
周日				

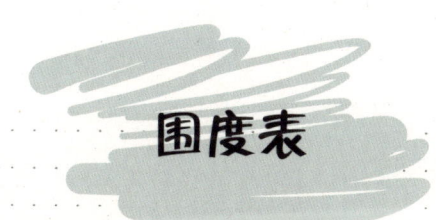

围度表

检查一下,你是否完成了各项挑战呢?有没有效果?如果你坚持了下来,别忘了给自己奖励哟。花点儿时间来完成下面的表格吧,当你想放弃的时候,这些表格会很有用的。

	腰围	臀围	大腿围	大臂围
第一周				
第二周				
第三周				
第四周				

心情表

整体心情满分为5分，0分表示最差，5分表示最好。

	整体心情	开心的时候	骄傲的时候
第一周			
第二周			
第三周			
第四周			

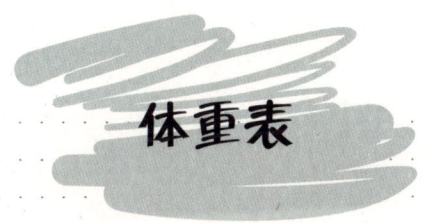

体重表

	体重	减重	累积减重
第一周			
第二周			
第三周			
第四周			

在完成的项目下打"√"。你也可以记录别的项目，来看看完成这些项目对体重的影响。

	体重	准备菜单	喝柠檬水	喝1.5升水
第一周				
第二周				
第三周				
第四周				

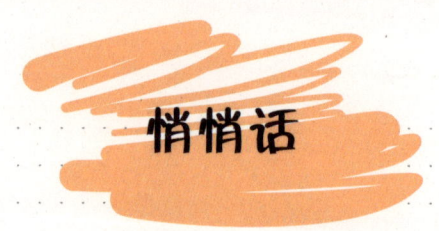

悄悄话

我完成了哪些不可思议的挑战？

本月有什么好玩的事？

本月的运动经历。

本月有什么困难的事？

本月有什么失败的事？

我的奖励。

我最喜欢的菜。

今后要注意什么？

哪些习惯对我有好处？

第三个月结束时的感觉。